国家卫生和计划生育委员会"十三五"规划教材

全国高等学校配套教材

供本科护理学类专业用

# 中医护理学基础实践与学习指导

## 中医特色

主　审　陈佩仪

主　编　王俊杰　杨晓玮

副主编　郑方遒　施珍妮

编　者　（按姓氏笔画排序）

王俊杰（浙江中医药大学护理学院）　　郑方遒（辽宁中医药大学护理学院）

吉　思（广西中医药大学护理学院）　　赵清霞（成都中医药大学护理学院）

杨晓玮（北京中医药大学护理学院）　　施珍妮（广州中医药大学护理学院）

陈佩仪（广州中医药大学护理学院）　　崔　屹（上海中医药大学附属曙光医院）

人民卫生出版社

图书在版编目（CIP）数据

中医护理学基础实践与学习指导：中医特色 / 王俊杰，杨晓玮主编 . —北京：人民卫生出版社，2017
ISBN 978-7-117-24943-0

Ⅰ . ①中… Ⅱ . ①王…②杨… Ⅲ . ①中医学－护理学－医学院校－教材 Ⅳ . ① R248

中国版本图书馆 CIP 数据核字（2017）第 189211 号

| 人卫智网 | www.ipmph.com | 医学教育、学术、考试、健康，购书智慧智能综合服务平台 |
| 人卫官网 | www.pmph.com | 人卫官方资讯发布平台 |

中医护理学基础实践与学习指导（中医特色）

主　　编：王俊杰　杨晓玮
出版发行：人民卫生出版社（中继线 010-59780011）
地　　址：北京市朝阳区潘家园南里 19 号
邮　　编：100021
E - mail：pmph @ pmph.com
购书热线：010-59787592　010-59787584　010-65264830
印　　刷：三河市尚艺印装有限公司
经　　销：新华书店
开　　本：850×1168　1/16　　印张：9
字　　数：260 千字
版　　次：2017 年 9 月第 1 版　2024 年 7 月第 1 版第 4 次印刷
标准书号：ISBN 978-7-117-24943-0/R·24944
定　　价：23.00 元

# 前　言

　　为了更好地适应 21 世纪中医护理人才培养的需要,不断提高中医护理教学质量,我们组织编写了这本《中医护理学基础实践与学习指导(中医特色)》。此教材为国家卫生和计划生育委员会"十三五"规划教材《中医护理学基础(中医特色)》的配套教材,供医学院校本科护理学类专业用,也可作为专科学生和临床护士学习中医护理的参考书。

　　全书分为上、下两篇。上篇为实践指导,内容包括 11 项中医护理技术如常用腧穴定位法、毫针刺法、水针法、耳穴压豆法、灸法、拔火罐法、刮痧法、推拿手法、中药灌肠法、中药外敷法、中药熏洗法的实践目的、实践用物和实践内容,注重操作性和实用性,旨在提高读者对中医护理技术的掌握和运用能力,亦可为教师的实践教学提供参考。下篇为学习指导,内容涵盖《中医护理学基础》的所有章节,包括绪论、中医护理的特点与原则、中医基本护理、辨证护理基础、经络与腧穴概要、中药用药护理、拔罐法、推拿法、其他疗法、刺灸法技能与配合护理、自我调养保健基本技能共 11 章。每一章分四个部分,第一部分为知识点导读,第二部分为重点和难点,第三部分为习题,第四部分为参考答案。习题的题型有选择题、名词解释、填空题、简答题和病例分析题,选择题分 $A_1$ 型题、$A_2$ 型题、$A_3$ 型题、$A_4$ 型题、$B_1$ 型题、X 型题六种。$A_1$ 型题为单句型最佳选择题,由一个题干和 ABCDE 五个备选答案组成,其中只有一项是最佳答案,其他为干扰答案;$A_2$ 型题是病历摘要型最佳选择题,与 $A_1$ 型题的区别在于题干是一个简要病历;$A_3$ 型题是病历组型最佳选择题,首先提供一个以病人为中心的临床情景,再围绕此题干提出多个相关问题,每道考题有五个备选答案,选择一个最佳答案;$A_4$ 型题为病历串型最佳选择题,提供一个以病人或家庭为中心的临床情景,下设若干个考题,当病情逐渐展开时,可逐渐增加假设信息。$B_1$ 型题也称配伍题,提供若干组考题,每组考题共享在考题前列出的 ABCDE 五个备选答案,要求从中选择一个与考题关系最密切的答案。X 型题为多项选择题,要求从备选答案中选择两个或两个以上正确答案。整篇学习指导既有对知识点的总体梳理、重点难点的提炼和解析,又有大量的测试题并配有参考答案,能加深读者对理论知识的理解和掌握,提高读者的临床思维能力、综合运用所学的能力和解题能力。

　　本配套教材得到了各参编院校专家、领导的大力支持,在此表示衷心的感谢! 限于编者水平和时间,书中难免存在不妥之处,期望同道及读者批评指正,以便修订提高。

王俊杰　杨晓玮

2017 年 8 月

# 目　录

# 上篇

## 实践指导

# 实践一
# 常用腧穴定位法

## 一、实践目的

通过实践,能熟练运用骨度折量定位法、体表解剖标志定位法、指寸定位法和简便定位法在人体上进行常用十四经穴、经外奇穴的定位,熟悉各腧穴的操作要点,并能在操作过程中体现对病人的关爱。

## 二、实践用物

经络电子模型、点穴棒。

## 三、实践内容

### (一) 十二经脉常用腧穴

1. 手太阴肺经 从胸(腹)走手,左右各 11 穴,重点掌握常用腧穴 5 个(表 1-1)。

表 1-1 手太阴肺经常用腧穴定位和操作说明

| 穴位名称 | 定位 | 操作说明 |
|---|---|---|
| 尺泽 | 在肘区,肘横纹上,肱二头肌腱桡侧缘凹陷中 | 直刺 0.8~1.2 寸,或用三棱针点刺出血 |
| 孔最 | 在前臂,尺泽与太渊连线上,腕掌侧远端横纹上 7 寸 | 直刺 0.5~1 寸 |
| 列缺 | 在前臂,两手虎口自然平直交叉,一手示指按在另一手桡骨茎突上,指尖尽处凹陷中是穴 | 向上斜刺 0.5~0.8 寸 |
| 太渊 | 在腕区,腕掌侧远端横纹桡侧,桡动脉搏动处 | 避开桡动脉,直刺 0.3~0.5 寸 |
| 少商 | 在拇指末节桡侧,指甲根角侧上方 0.1 寸(指寸) | 浅刺 0.1 寸或用三棱针点刺出血 |

2. 手阳明大肠经 从手走头,左右各 20 穴,重点掌握常用腧穴 7 个(表 1-2)。

表 1-2 手阳明大肠经常用腧穴定位和操作说明

| 穴位名称 | 定位 | 操作说明 |
|---|---|---|
| 商阳 | 在示指末节桡侧,指甲根角侧上方 0.1 寸(指寸) | 浅刺 0.1 寸或点刺出血 |
| 合谷 | 在手背,以一手的拇指指骨关节横纹,放在另一手拇、示指之间的指蹼缘上,拇指尖下是穴 | 直刺 0.5~1 寸(孕妇忌针),针刺时手呈半握拳状 |

| 穴位名称 | 定位 | 操作说明 |
|---|---|---|
| 阳溪 | 在腕区,腕背侧远端横纹桡侧,桡骨茎突远端,解剖学"鼻烟窝"凹陷中 | 直刺 0.5~0.8 寸 |
| 手三里 | 在前臂,阳溪与曲池连线上,肘横纹下 2 寸 | 直刺 0.8~1.2 寸 |
| 曲池 | 在肘区,尺泽与肱骨外上髁连线的中点处。90° 屈肘,肘横纹外侧端外凹陷中 | 直刺 0.5~1 寸 |
| 肩髃 | 在三角肌区,肩峰外侧缘前端与肱骨大结节两骨间凹陷中。屈臂外展,肩峰外侧缘前后端呈现两个凹陷,前一凹陷即为本穴 | 直刺或向下斜刺 0.8~1.5 寸 |
| 迎香 | 鼻翼外缘中点旁,当鼻唇沟中 | 略向内上方斜刺或平刺 0.3~0.5 寸。不宜灸 |

3. 足阳明胃经  从头走足,左右各 45 穴,重点掌握常用腧穴 10 个(表 1-3)。

表 1-3  足阳明胃经常用腧穴定位和操作说明

| 穴位名称 | 定位 | 操作说明 |
|---|---|---|
| 地仓 | 口角旁开 0.4 寸(指寸) | 斜刺或平刺 0.5~0.8 寸,可向迎香、颊车方向透刺 |
| 颊车 | 下颌角前上方约 1 横指(中指),咀嚼时咬肌隆起的最高点处 | 直刺 0.3~0.5 寸,或平刺 0.5~1 寸,可向地仓方向透刺 |
| 下关 | 在面部,颧弓下缘中央与下颌切迹之间凹陷中 | 直刺 0.5~1 寸,留针时不宜张口 |
| 天枢 | 在腹部,横平脐中,前正中线旁开 2 寸 | 直刺 1~1.5 寸 |
| 犊鼻 | 在膝前区,髌韧带外侧凹陷中 | 向后内斜刺 0.5~1 寸 |
| 足三里 | 在小腿外侧,犊鼻下 3 寸,犊鼻与解溪连线上 | 直刺 1~2 寸 |
| 上巨虚 | 在小腿外侧,犊鼻下 6 寸,犊鼻与解溪连线上 | 直刺 1~2 寸 |
| 丰隆 | 在小腿外侧,外踝尖上 8 寸,胫骨前肌的外缘 | 直刺 1~1.5 寸 |
| 解溪 | 在踝区,踝关节前面中央凹陷中,踇长伸肌腱和趾长伸肌腱之间 | 直刺 0.5~1 寸 |
| 内庭 | 在足背,第 2、3 趾间,趾蹼缘后方赤白肉际处 | 直刺或向上斜刺 0.5~0.8 寸 |

4. 足太阴脾经  从足走腹(胸),左右各 21 穴,重点掌握常用腧穴 4 个(表 1-4)。

表 1-4  足太阴脾经常用腧穴定位和操作说明

| 穴位名称 | 定位 | 操作说明 |
|---|---|---|
| 隐白 | 在足踇趾末节内侧,趾甲根角侧后方 0.1 寸(指寸) | 浅刺 0.1 寸 |
| 三阴交 | 在小腿内侧,内踝尖上 3 寸,胫骨内侧缘后际 | 直刺 1~1.5 寸,孕妇禁针 |
| 阴陵泉 | 在小腿内侧,胫骨内侧髁下缘与胫骨内侧缘之间的凹陷处 | 直刺 1~2 寸 |
| 血海 | 在股前区,病人屈膝,医者以左手掌心按于病人右膝髌骨上缘,第 2~5 指向上伸直,拇指成 45° 斜置,拇指指尖下便是穴 | 直刺 1~1.5 寸 |

5. 手少阴心经　从胸(腹)走手,左右各 9 穴,重点掌握常用腧穴 3 个(表 1-5)。

**表 1-5　手少阴心经常用腧穴定位和操作说明**

| 穴位名称 | 定位 | 操作说明 |
|---|---|---|
| 少海 | 在肘前区,横平肘横纹,肱骨内上髁前缘。屈肘时,在肘横纹内侧端与肱骨内上髁连线的中点处 | 直刺 0.5~1 寸 |
| 神门 | 在腕前区,腕掌侧远端横纹尺侧端,尺侧腕屈肌腱的桡侧缘 | 直刺 0.3~0.5 寸 |
| 少冲 | 在小指末节桡侧,指甲根角侧上方 0.1 寸(指寸) | 浅刺 0.1 寸或点刺出血 |

6. 手太阳小肠经　从手走头,左右各 19 穴,重点掌握常用腧穴 3 个(表 1-6)。

**表 1-6　手太阳小肠经常用腧穴定位和操作说明**

| 穴位名称 | 定位 | 操作说明 |
|---|---|---|
| 少泽 | 在小指末节尺侧,指甲根角侧上方 0.1 寸(指寸) | 浅刺 0.1 寸或点刺出血,孕妇慎用 |
| 后溪 | 在手内侧,第 5 掌指关节尺侧近端赤白肉际凹陷中 | 直刺 0.5~0.8 寸,可向合谷方向透刺 |
| 听宫 | 在面部,耳屏正中与下颌骨髁突之间的凹陷中 | 张口,直刺 1~1.5 寸,留针时保持张口姿势 |

7. 足太阳膀胱经　从头走足,左右各 67 穴,重点掌握常用腧穴 13 个(表 1-7)。

**表 1-7　足太阳膀胱经常用腧穴定位和操作说明**

| 穴位名称 | 定位 | 操作说明 |
|---|---|---|
| 睛明 | 在面部,目内眦内上方眶内侧壁凹陷中 | 嘱病人闭眼,医者左手轻推眼球向外侧固定,右手缓慢进针,紧靠眶缘直刺 0.5~1 寸,不捻转提插;出针后按压针孔片刻,以防出血。本穴禁灸 |
| 攒竹 | 在面部,眉头凹陷中,额切迹处 | 向眉中或向眼眶内缘平刺或斜刺 0.5~0.8 寸。本穴禁灸 |
| 肺俞 | 在脊柱区,第 3 胸椎棘突下,后正中线旁开 1.5 寸 | 斜刺 0.5~0.8 寸 |
| 心俞 | 在脊柱区,第 5 胸椎棘突下,后正中线旁开 1.5 寸 | 斜刺 0.5~0.8 寸 |
| 肝俞 | 在脊柱区,第 9 胸椎棘突下,后正中线旁开 1.5 寸 | 斜刺 0.5~0.8 寸 |
| 脾俞 | 在脊柱区,第 11 胸椎棘突下,后正中线旁开 1.5 寸 | 斜刺 0.5~0.8 寸 |
| 肾俞 | 在脊柱区,第 2 腰椎棘突下,后正中线旁开 1.5 寸 | 直刺 0.5~1 寸 |
| 大肠俞 | 在脊柱区,第 4 腰椎棘突下,后正中线旁开 1.5 寸 | 直刺 0.8~1.2 寸 |
| 膀胱俞 | 在骶区,横平第 2 骶后孔,骶正中嵴旁开 1.5 寸 | 直刺或斜刺 0.8~1.2 寸 |
| 委中 | 在膝后区,腘横纹中点 | 直刺 1~1.5 寸或用三棱针在腘静脉上点刺出血 |
| 承山 | 在小腿后区,腓肠肌两肌腹与肌腱交角处 | 直刺 1~2 寸 |
| 昆仑 | 在踝区,外踝尖与跟腱之间的凹陷中 | 直刺 0.5~0.8 寸,孕妇禁用,经期慎用 |
| 至阴 | 在小趾末节外侧,趾甲根角侧后方 0.1 寸(指寸) | 浅刺 0.1 寸或点刺出血。胎位不正用灸法 |

8. 足少阴肾经　从足走腹(胸),左右各 27 穴,重点掌握常用腧穴 3 个(表 1-8)。

表 1-8　足少阴肾经常用腧穴定位和操作说明

| 穴位名称 | 定位 | 操作说明 |
| --- | --- | --- |
| 涌泉 | 在足底,屈足卷趾时足心最凹陷中 | 直刺 0.5~0.8 寸 |
| 太溪 | 在踝区,内踝尖与跟腱之间的凹陷中 | 直刺 0.5~0.8 寸 |
| 照海 | 在踝区,内踝尖下 1 寸,内踝下缘边际凹陷中 | 直刺 0.5~0.8 寸 |

9. 手厥阴心包经　从胸(腹)走手,左右各 9 穴,重点掌握常用腧穴 4 个(表 1-9)。

表 1-9　手厥阴心包经常用腧穴定位和操作说明

| 穴位名称 | 定位 | 操作说明 |
| --- | --- | --- |
| 曲泽 | 在肘前区,肘横纹上,肱二头肌腱的尺侧缘凹陷中 | 直刺 1~1.5 寸,或点刺出血 |
| 间使 | 在前臂前区,腕掌侧远端横纹上 3 寸,掌长肌腱与桡侧腕屈肌腱之间 | 直刺 0.5~1 寸 |
| 内关 | 在前臂前区,腕掌侧远端横纹上 2 寸,掌长肌腱与桡侧腕屈肌腱之间 | 直刺 0.5~1 寸 |
| 中冲 | 中指尖端的中央 | 浅刺 0.1 寸或点刺出血 |

10. 手少阳三焦经　从手走头,左右各 23 穴,重点掌握常用腧穴 6 个(表 1-10)。

表 1-10　手少阳三焦经常用腧穴定位和操作说明

| 穴位名称 | 定位 | 操作说明 |
| --- | --- | --- |
| 外关 | 在前臂后区,腕背侧远端横纹上 2 寸,尺骨与桡骨间隙中点 | 直刺 0.5~1 寸 |
| 支沟 | 在前臂后区,腕背侧远端横纹上 3 寸,尺骨与桡骨间隙中点 | 直刺 0.5~1 寸 |
| 肩髎 | 在三角肌区,肩峰角与肱骨大结节两骨间凹陷中。屈臂外展,肩峰外侧缘前后端呈现两个凹陷,后一凹陷即为本穴 | 直刺 1~1.5 寸 |
| 翳风 | 在颈部,耳垂后方,乳突下端前方凹陷中 | 直刺 0.5~1 寸 |
| 耳门 | 在耳区,耳屏上切迹与下颌骨髁突之间的凹陷中 | 微张口,直刺 0.5~1 寸 |
| 丝竹空 | 在面部,眉梢凹陷中 | 平刺 0.3~0.5 寸。不灸 |

11. 足少阳胆经　从头走足,左右各 44 穴,重点掌握常用腧穴 6 个(表 1-11)。

表 1-11　足少阳胆经常用腧穴定位和操作说明

| 穴位名称 | 定位 | 操作说明 |
| --- | --- | --- |
| 瞳子髎 | 在面部,目外眦外侧 0.5 寸凹陷中 | 平刺 0.3~0.5 寸,或点刺出血 |
| 听会 | 在面部,耳屏间切迹与下颌骨髁突之间的凹陷中 | 微张口,直刺 0.5~0.8 寸 |
| 风池 | 在颈后区,枕骨之下,胸锁乳突肌上端与斜方肌上端之间的凹陷中,横平风府 | 针尖微下,向鼻尖方向斜刺 0.8~1.2 寸,或平刺透风府穴,避免伤及延髓 |
| 肩井 | 在肩胛区,第 7 颈椎棘突与肩峰最外侧点连线的中点 | 直刺 0.5~0.8 寸,不可深刺、捣刺,孕妇禁针 |
| 环跳 | 在臀区,股骨大转子最凸点与骶管裂孔连线的外 1/3 与内 2/3 交点处。取穴时,病人侧卧,伸下腿,上腿屈髋屈膝 | 直刺 2~3 寸 |
| 阳陵泉 | 在小腿外侧,腓骨头前下方凹陷中 | 直刺 1~1.5 寸 |

12. 足厥阴肝经　从足走腹(胸)，左右各 14 穴，重点掌握常用腧穴 3 个(表 1-12)。

表 1-12　足厥阴肝经常用腧穴定位和操作说明

| 穴位名称 | 定位 | 操作说明 |
| --- | --- | --- |
| 大敦 | 在踇趾末节外侧，趾甲根角侧后方 0.1 寸(指寸) | 浅刺 0.1~0.2 寸，或点刺出血 |
| 行间 | 在足背，第 1、2 趾间，趾蹼缘后方赤白肉际处 | 直刺 0.5~0.8 寸 |
| 太冲 | 在足背，第 1、2 跖骨间，跖骨底结合部前方凹陷中，或触及动脉搏动 | 直刺 0.5~0.8 寸 |

### (二)奇经八脉常用腧穴

1. 督脉　起于小腹，下行会阴，沿脊柱内部上行至头，止于上唇系带处。共计 29 穴，重点掌握常用腧穴 7 个(表 1-13)。

表 1-13　督脉常用腧穴定位和操作说明

| 穴位名称 | 定位 | 操作说明 |
| --- | --- | --- |
| 腰阳关 | 在脊柱区，第 4 腰椎棘突下凹陷中，后正中线上 | 向上斜刺 0.5~1 寸。多用灸法 |
| 命门 | 在脊柱区，第 2 腰椎棘突下凹陷中，后正中线上 | 向上斜刺 0.5~1 寸。多用灸法 |
| 大椎 | 在脊柱区，第 7 颈椎棘突下凹陷中，后正中线上 | 向上斜刺 0.5~1 寸 |
| 风府 | 在颈后区，枕外隆突直下，两侧斜方肌之间凹陷中 | 伏案正坐，头微前倾，向下颌方向缓慢刺入 0.5~1 寸，严禁向上深刺，以免刺入枕骨大孔，伤及延髓 |
| 百会 | 在头部，前发际正中直上 5 寸，或前、后发际正中连线的中点向前 1 寸的凹陷中或两耳尖向上连线的中点 | 平刺 0.5~0.8 寸。升阳举陷用灸法 |
| 水沟 | 在面部，人中沟的上 1/3 与中 1/3 交点处 | 向上斜刺 0.3~0.5 寸，或用指甲掐按。一般不灸 |
| 印堂 | 在头部，两眉毛内侧端中间的凹陷中 | 从上向下平刺，或向左、右透刺攒竹、睛明等，深 0.3~0.5 寸 |

2. 任脉　起于小腹，下出会阴，循腹部和胸部正中线上行，经咽喉，环绕口唇，进入目眶下。共计 24 穴，重点掌握常用腧穴 7 个(表 1-14)。

表 1-14　任脉常用腧穴定位和操作说明

| 穴位名称 | 定位 | 操作说明 |
| --- | --- | --- |
| 中极 | 在下腹部，脐中下 4 寸，前正中线上 | 直刺 1~1.5 寸，孕妇慎用 |
| 关元 | 在下腹部，脐中下 3 寸，前正中线上 | 直刺 1~1.5 寸，孕妇慎用 |
| 气海 | 在下腹部，脐中下 1.5 寸，前正中线上 | 直刺 1~1.5 寸，孕妇慎用 |
| 神阙 | 在脐区，脐中央 | 禁针，多用艾条灸或艾炷隔盐灸 |
| 中脘 | 在上腹部，脐中上 4 寸，前正中线上 | 直刺 1~1.5 寸，孕妇慎用 |
| 膻中 | 在胸部，横平第 4 肋间隙，前正中线上 | 平刺 0.3~0.5 寸 |
| 天突 | 在颈前区，胸骨上窝中央，前正中线上 | 先直刺 0.2 寸，然后向下紧靠胸骨柄后缘刺入 1~1.5 寸 |

## (三）常用经外奇穴（表 1-15)

**表 1-15 常用奇穴定位和操作说明**

| 穴位名称 | 定位 | 操作说明 |
|---|---|---|
| 四神聪 | 在头部,百会前后左右各 1 寸,共 4 穴 | 平刺 0.5~0.8 寸 |
| 太阳 | 在头部,眉梢和目外眦之间,向后约 1 横指的凹陷处 | 直刺或斜刺 0.3~0.5 寸,或用三棱针点刺出血 |
| 定喘 | 在脊柱区,横平第 7 颈椎棘突下,后正中线旁开 0.5 寸 | 直刺 0.5~0.8 寸 |
| 四缝 | 在手指,第 2~5 指掌面的近侧指间关节横纹的中央,一手 4 穴,左右共 8 穴 | 直刺 0.1~0.2 寸,点刺出血,或挤出少许黄色透明黏液 |
| 十宣 | 在手指,十指尖端,距指甲游离缘 0.1 寸,左右共 10 穴 | 浅刺 0.1~0.2 寸,或点刺出血 |
| 阑尾 | 在小腿外侧,髌韧带外侧凹陷下 5 寸,胫骨前嵴外一横指(中指) | 直刺 1.5~2 寸 |

（王俊杰）

# 2

## 实践二
## 毫针刺法

### 一、实践目的

通过实践,掌握在人体腧穴上运用毫针进行针刺的方法,并能在操作过程中体现对病人的关爱。

### 二、实践用物

治疗盘、皮肤消毒液、无菌干棉签、一次性毫针、利器盒、垫枕等。

### 三、实践内容

**(一)操作前准备**

1. **评估** 了解病人目前病情、年龄、体质、局部皮肤状况、既往史、心理状态及合作程度,评估环境是否整洁明亮、适合操作等。

2. **病人准备** 向病人解释操作目的、需要配合的事项,以取得病人或家属的知情同意;必要时嘱病人排空尿液。

3. **操作者准备** 仪表整洁,洗手,戴口罩。

**(二)操作步骤**

操作步骤详见表2-1。

表2-1 毫针刺法操作步骤

| 操作步骤 | 操作补充说明 |
|---|---|
| 1. **核对解释** 备齐用物至病人床前,核对病人信息。向病人解释操作的大致过程,嘱病人在治疗途中不要变更体位 | ◆ 对初次接受针刺治疗的病人,告知会有酸、胀、麻、重的感觉 |
| 2. **选穴** 根据医嘱中不同的腧穴安排病人取相应的安全舒适体位,松开衣着,暴露针刺部位,正确取穴 | ◆ 必要时针刺部位下垫枕,床旁围帘遮挡病人,并注意保暖 |
| 3. **消毒** 螺旋式由内向外消毒病人局部皮肤,同时消毒操作者手指 | |
| 4. **选择毫针** 按腧穴深浅和病人体质、胖瘦选用合适的毫针,检查针尖、针身、针柄有无带钩、弯曲、松动等情况 | |
| 5. **进针** 再次核对病人信息后,左手拇指或示指指端切按在腧穴旁边,右手拇、示、中三指持针柄近针根处,将针尖对准腧穴迅速刺进皮肤,缓慢捻转进针(此法多用于40mm以内的毫针);或依据针刺部 | ◆ 进针方法可分为单手进针法和双手进针法,其中双手进针法包括指切进针法、夹持进针法、提捏进针法和舒张进针法 |

| 操作步骤 | 操作补充说明 |
|---|---|
| 位、腧穴深浅选择适宜的进针方法进针 | ◆ 进针角度有直刺、斜刺、平刺3种 |
| 6. **得气** 进针同时询问病人有无酸、胀、麻、重的感觉,如有则为"得气" | |
| 7. **留针运针** 一般留针10~20分钟,期间可按病情需要运用补泻手法调节针感,同时注意观察有无晕针、弯针、滞针、折针、血肿、气胸等意外发生 | ◆ 注意病人有无不良反应,防止针刺意外的发生 |
| 8. **出针** 出针时左手持无菌干棉签按住针孔周围皮肤,右手持针柄轻微捻针,按所施补泻手法的具体要求,将针起出,无菌干棉签按压针孔片刻 | |
| 9. **清点针数** 检查针数,以防遗漏,并将针具放入利器盒 | |
| 10. **整理记录** 协助病人整理衣着和摆放舒适体位,整理床单位;整理用物,按医院消毒隔离原则处理;洗手;记录针刺的腧穴、留针时间、病人反应、效果等,并签名 | |

### (三)注意事项

1. 病人在饥饿、疲劳、精神高度紧张时不宜立即进行针刺;对身体瘦弱、气血亏虚或首次接受针刺的病人,针刺手法不宜过重,并应尽量选用卧位进行针刺。

2. 有自发性出血倾向者不宜针刺;皮肤瘢痕、感染、溃疡、肿瘤部位不宜针刺,孕妇的腹部、腰骶部、三阴交、合谷等穴不宜针刺;妇女行经期尽量不采用针刺。

3. 严格执行无菌操作,一穴一针,防止交叉感染。

4. 对胸、胁、腰、背重要脏器所居之处的腧穴,不宜直刺、深刺。针刺眼区、项部、小腹部以及脊椎部的腧穴时,也要掌握进针角度、深度、幅度和留针时间,以防事故发生。

5. 针刺过程中应随时观察病人有无不良反应。

6. 出针时检查核对针数,以防遗漏,并应注意有无晕针延迟反应现象。

（王俊杰）

# 3 实践三
# 水 针 法

## 一、实 践 目 的

通过实践,掌握在人体腧穴上运用水针疗法的方法,并能在操作过程中体现对病人的关爱。

## 二、实 践 用 物

无菌盘、皮肤消毒液、无菌干棉签、无菌注射器和长针头、药物(遵医嘱)、利器盒、污物盒等。

## 三、实 践 内 容

### (一)操作前准备

1. **评估** 了解病人目前病情、年龄、体质、局部皮肤状况、既往史、过敏史、心理状态及合作程度,评估环境是否整洁明亮、适合无菌操作等。

2. **病人准备** 向病人解释操作目的、需要配合的事项,以取得病人或家属的知情同意;必要时嘱病人排空尿液。

3. **操作者准备** 仪表整洁,洗手,戴口罩。

### (二)操作步骤

操作步骤详见表 3-1。

表 3-1 水针法操作步骤

| 操作步骤 | 操作补充说明 |
| --- | --- |
| 1. **核对解释** 备齐用物至病人床前,核对病人信息。向病人解释操作的大致过程,嘱病人在治疗过程中不要变更体位 | ◆ 对初次接受水针治疗的病人,告知会有酸、胀、麻、重的感觉 |
| 2. **选穴** 根据医嘱中不同的腧穴安排病人取相应的安全舒适体位,松开衣着,暴露针刺部位,正确取穴 | ◆ 必要时适当遮挡病人,并注意保暖 |
| 3. **消毒** 螺旋式由内向外消毒病人局部皮肤 | |
| 4. **更换长针头** 取出穴位注射用药,更换长针头,检查针尖有无带钩、弯曲等情况 | ◆ 按穴位的针刺深度选用合适的穴位注射长针头 |
| 5. **进针** 核对病人信息后,排气,左手绷紧皮肤,右手持注射器,中指固定针栓,注射器刻度向外,针尖对准穴位或阳性反应点,迅速刺入皮下,然后将针缓慢推进,达一定深度,产生得气感应 | ◆ 进针同时询问病人有无酸、胀、麻、重的感觉,如有则为"得气" |

| 操作步骤 | 操作补充说明 |
| --- | --- |
| **6. 推注药液** 得气后,回抽如无回血,则缓慢注入药液 | ◆ 注意病人有无不良反应,防止针刺意外的发生 |
| **7. 出针** 推注完毕后,将针退到皮下,迅速将针拔出,轻按压针孔 | ◆ 若为双侧穴位注射,则注射一侧穴位后更换针头,再进行另一侧穴位注射 |
| **8. 整理记录** 观察,再次核对。协助病人整理衣着和舒适体位,整理床单位;整理用物,按医院消毒隔离原则处理;洗手;记录、签名 | ◆ 观察被注射的肢体功能是否正常(反馈注射时是否有损伤神经);针孔是否有出血;是否有药物过敏表现等 |

（三）注意事项

1. 禁忌证同毫针刺法。

2. 年老、体弱者,选穴宜少,药液剂量应酌减。

3. 严格执行无菌操作,若为双侧穴位注射,消毒穴位皮肤时先远侧后近侧,一穴一消毒,注射时先近侧后远侧。

4. 药液一般不宜注入关节腔、脊髓腔和血管内,否则会导致不良后果。此外,应注意避开神经干,以免损伤神经。

5. 推注药液时,急性病、体强者可用较强刺激,推液可快;慢性病、体弱者宜用较轻刺激,推液可慢;一般疾病,可用中等刺激,推液宜中等速度。如所用药液较多时,可由深至浅,边推药液边退针。针刺过程中应随时观察病人有无不良反应。

6. 治疗结束后病人需休息片刻方可活动或离开。注射后次日观察针孔是否有紫斑,如果针孔均有紫斑,且直径大于 1cm 应及时回医院复查。

（施珍妮）

# 实践四
# 耳穴压豆法

## 一、实践目的

掌握耳穴压豆的步骤和方法,并在操作中体现出对病人的关爱。

## 二、实践用物

治疗盘、生王不留行籽、75% 乙醇棉球、镊子、耳穴探棒、胶布、剪刀、弯盘。

## 三、实践内容

**(一)操作前准备**

1. 评估　了解病人目前病情、年龄、体质、耳郭皮肤状况、既往史、心理状态及合作程度,评估环境是否整洁明亮、适合操作等。

2. 病人准备　向病人解释操作目的、需要配合的事项,以取得病人或家属的知情同意。

3. 操作者准备　仪表整洁,洗手,戴口罩。

**(二)操作步骤**

操作步骤详见表 4-1。

表 4-1　耳穴压豆法操作步骤

| 操作步骤 | 操作补充说明 |
| --- | --- |
| 1. **核对解释**　备齐用物至病人床前,核对病人信息。向病人解释操作过程 | ◆ 对初次接受耳穴压豆治疗的病人,应告知在耳穴探压的过程中可能会有明显的压痛感 |
| 2. **皮肤评估**　检查耳郭部位皮肤情况 | |
| 3. **定穴**　根据耳穴处方,在所选的穴区内用耳穴探棒均匀一致的用力按压以寻找反应点,并做好标记,以作为治疗的刺激点 | ◆ 若探查不到反应点,也可按耳穴定位的穴点来贴压 |
| 4. **消毒**　用 75% 乙醇棉球擦拭耳郭 | |
| 5. **耳穴压豆**　将王不留行籽置于 0.5cm×1cm 的正方形胶布中央,然后把其贴敷于选定的刺激点上。每穴按压不少于 30 下,每天 3 次,10 次为一疗程 | ◆ 耳穴按压力度以局部发热、胀痛为宜 |
| 6. **观察**　观察所贴穴位是否牢固,病人是否有不适 | |
| 7. **整理记录**　整理用物,按医院消毒隔离原则处理;洗手;记录贴压的耳穴、病人的反应、疗效等,并签名 | |

（三）注意事项

1. 病人在过于饥饿、疲劳、精神紧张状态下，不宜立即进行治疗。

2. 对身体虚弱、气虚血亏的病人操作时，刺激手法不宜过强，并应尽量选用卧位。

3. 对于初次接受耳穴压豆疗法的病人或精神紧张者应做好解释工作。

4. 一般每次耳穴贴压后应保持 3~7 天。夏天因出汗较多，耳穴贴压时间不宜过长，建议每 3 天更换一次，以防胶布潮湿或皮肤感染。

5. 教会病人自我按压已贴耳穴，一般每穴每次按压不少于 30 下，每天 3 次。并嘱病人自我按压时持续时间不超过 1 分钟。

6. 告知病人如耳穴贴压部位出现发痒、发热，甚至疼痛，可能是胶布过敏，应及时与医护人员联系并做相应处理。

7. 贴压耳穴后不宜游泳，洗澡时应避免弄湿胶布，以免胶布脱落。

8. 如对胶布过敏者，可用黏合纸代之。

（郑方道）

# 5 实践五 灸 法

## 一、艾炷灸

### (一) 实践目的

通过实践,学会如何制作符合标准的艾炷,掌握间接灸的间隔物(姜片等)的制作及施灸的方法。

### (二) 实践用物

治疗盘、艾绒、火柴、凡士林、棉签、镊子、弯盘,酌情备浴巾。间接灸时,按需准备姜片、蒜片或附子饼等。

### (三) 实践内容

1. 操作前准备

(1) 评估:了解病人主要症状、临床表现、既往史、施灸部位的皮肤情况、对疼痛的耐受程度、心理状况等,评估环境是否清洁、干燥、安静,光线是否充足,有无吸氧装置及易燃物品。

(2) 病人准备:向病人解释操作目的、主要步骤以及相关事项,以取得病人或家属的知情同意;排空二便。

(3) 操作者准备:仪表整洁,洗手,戴口罩。

2. 操作步骤 操作步骤详见表5-1。

表 5-1 艾炷灸操作步骤

| 操作步骤 | 操作补充说明 |
| --- | --- |
| 1. **核对解释** 备齐用物至病人床前,核对病人信息,根据病人的实际情况做好解释工作 | ◆ 若实施瘢痕灸,必须取得病人同意 |
| 2. **选穴** 取合理舒适体位,暴露施灸部位,正确取穴 | ◆ 冬季注意保暖,必要时床旁围帘遮挡 |
| 3. **施灸** 非瘢痕灸部位涂少量凡士林,置大小适宜的艾炷,点燃至剩2/5 左右时,或病人感到热且微有灼痛时,用镊子夹去艾炷,换炷再灸,灸至局部出现红晕,一般灸 5~7 壮。隔姜灸,取新鲜姜片(厚度为 0.2~0.3cm),中间穿数孔,置于施灸部位,其上置艾炷,点燃,当燃至病人感到热且微灼痛时,用镊子夹去艾炷,换炷再灸,直至皮肤潮红湿润为度,一般灸 5~10 分钟 | ◆ 遵医嘱,确定施灸方法<br>◆ 注意观察局部皮肤,以皮肤红晕而不起疱为度,防止艾灰脱落 |
| 4. **灸毕** 用镊子夹去艾炷和(或)姜片,放置弯盘中,清洁皮肤 | ◆ 弯盘内盛有水 |
| 5. **整理记录** 协助病人整理衣着和摆放舒适体位,整理床单位;整理用物,按医院消毒隔离原则处理;洗手;记录施灸的腧穴、壮数、病人反应和效果等,并签名 | |

3. 注意事项

（1）施灸必须取得病人同意与合作。

（2）艾炷的大小、壮数的多少、熏灸时间的长短，应根据病人的年龄、体质、病情和施灸部位而定。

（3）施灸体位必须平正、舒适，不能摆动，防止艾灰滚落，烫伤皮肤和损坏衣物。

（4）施灸顺序，一般先上后下、先背腰部后胸腹部、先头身后四肢。

（5）无瘢痕灸，施灸后局部皮肤出现微红灼热，属于正常现象。如灸后出现小水疱，无需处理，可自行吸收。如水疱较大，可用无菌针头刺破水疱下沿，用无菌棉签将其液体挤干，或用无菌注射器抽去疱内液体，覆盖消毒纱布，保持清洁干燥，防止感染。

（6）偶有灸后身体不适，如发热、头昏、烦躁等，可令病人适当活动身体，饮少量温开水，或针刺合谷、后溪等穴位，缓解症状。

（7）施灸时，防止艾火灼伤皮肤或衣物，灸治结束，必须将燃着的艾绒熄灭，以防复燃。

（8）凡实热证、阴虚发热、邪热内炽者不宜用灸法；器质性心脏病伴心功能不全，精神分裂症，孕妇的腹部、腰骶部，均不宜施灸；颜面、颈部及大血管走行的体表区域、黏膜附近，均不宜施灸。

# 二、艾 条 灸

**（一）实践目的**

通过实践，学会温和灸、雀啄灸、回旋灸等悬起灸法的操作。

**（二）实践用物**

治疗盘、艾条、打火机（或火柴）、弯盘、小口瓶，酌情备浴巾等。

**（三）实践内容**

1. 操作前准备

（1）评估：同艾炷灸法。

（2）病人准备：向病人解释操作目的、主要步骤以及相关事项，以取得病人或家属的知情同意；排空二便。

（3）操作者准备：仪表整洁，洗手，戴口罩。

2. 操作步骤　操作步骤详见表5-2。

表 5-2　艾条灸操作步骤

| 操作步骤 | 操作补充说明 |
| --- | --- |
| 1. **核对解释**　备齐用物至病人床前，核对病人信息，根据病人的实际情况做好解释工作 | |
| 2. **选穴**　取合理舒适体位，暴露施灸部位，正确取穴 | ◆ 冬季注意保暖，必要时床旁围帘遮挡 |
| 3. **施灸**　温和灸时，手持艾条，将点燃一端对准施灸部位，以病人感到温热但无灼痛为度。随时弹去艾灰，灸至局部皮肤红晕。雀啄灸时，手持艾条，将点燃的一端与施灸部位不固定在一定距离，像鸟雀啄食一样，一上一下或一左一右地施灸。回旋灸时，手持艾条，将点燃的一端与施灸部位不固定在一定距离，向左右方向移动或反复旋转地施灸 | ◆ 遵医嘱，确定温和灸、雀啄灸或回旋灸<br>◆ 注意观察局部皮肤，以皮肤红晕而不起疱为度，防止艾灰脱落 |
| 4. **灸毕**　灸毕，将艾条装入小口瓶，清洁皮肤 | |
| 5. **整理记录**　协助病人整理衣着和摆放舒适体位，整理床单位；整理用物，按医院消毒隔离原则处理；洗手；记录施灸的腧穴、时间、病人反应和效果等，并签名 | |

3. 注意事项　参照艾炷灸法。

# 三、温　针　灸

## （一）实践目的
通过实践,学会温针灸的基本操作。
## （二）实践用物
治疗盘、皮肤消毒液、无菌棉签、艾条(或艾绒)、打火机(或火柴)、镊子、毫针、利器盒、硬纸片、弯盘等。
## （三）实践内容
1. 操作前准备

（1）评估:了解病人主要症状、临床表现、既往史、心理状况等,评估环境是否清洁、干燥、安静,光线是否充足,有无吸氧装置及易燃物品。

（2）病人准备:向病人解释操作目的、主要步骤以及相关事项,以取得病人或家属的知情同意;排空二便。

（3）操作者准备:仪表整洁,洗手,戴口罩。

2. 操作步骤　操作步骤详见表5-3。

表 5-3　温针灸操作步骤

| 操作步骤 | 操作补充说明 |
| --- | --- |
| 1. **核对解释**　备齐用物至病人床前,核对病人信息,根据病人的实际情况做好解释工作 | |
| 2. **选穴**　取合理舒适体位,暴露针刺部位,正确取穴 | ◆　注意保暖,必要时床旁围帘遮挡 |
| 3. **消毒**　螺旋式由内向外消毒病人局部皮肤,同时消毒操作者用于持针的手指 | |
| 4. **针刺**　同毫针刺法 | |
| 5. **施灸**　硬纸片套住针根周围。将艾绒搓团裹于针柄上,或将长约2cm艾段插在针柄上,点燃艾绒或艾段近皮肤端施灸,连灸2~5壮 | ◆　根据部位选择大小合适的"Y"形剪口方块纸片<br>◆　施灸过程,随时询问病人有无灼痛,观察有无针刺意外发生,及时用镊子清除脱落的艾灰,将艾灰置于盛水的弯盘 |
| 6. **灸毕**　除去艾灰和硬纸片,起出毫针,无菌棉签轻压针孔片刻,核对毫针数 | |
| 7. **整理记录**　协助病人整理衣着和摆放舒适体位,整理床单位;整理用物,按医院消毒隔离原则处理;洗手;记录施灸的腧穴、壮数、病人反应和效果等,并签名 | |

3. 注意事项　参照毫针刺法和艾炷灸法。

（吉　思）

# 6

## 实践六

## 拔 火 罐 法

## 一、实 践 目 的

通过实践,掌握在人体腧穴或局部进行拔火罐的方法,并能在操作过程中体现对病人的关爱。

## 二、实 践 用 物

治疗盘、罐具、纱布、长柄弯血管钳、95% 乙醇棉球、打火机(或酒精灯)、灭火器具(如小口瓶或盛水的治疗碗)等。

## 三、实 践 内 容

**(一)操作前准备**

1. **评估** 了解病人目前病情、年龄、体质、局部皮肤状况、既往史、心理状态及合作程度,评估环境是否整洁明亮、适合操作等。

2. **病人准备** 向病人解释操作目的、需要配合的事项,以取得病人或家属的知情同意;必要时嘱病人排空小便。

3. **操作者准备** 仪表整洁,洗手,戴口罩。

**(二)操作步骤**

操作步骤详见表 6-1。

表 6-1 拔火罐法操作步骤

| 操作步骤 | 操作补充说明 |
| --- | --- |
| 1. **核对解释** 备齐用物至病人床前,核对病人信息。向病人说明操作过程,嘱病人在治疗过程中不要随意变更体位 | ◆ 对初次接受拔火罐治疗的病人,告知火罐吸附后局部有紧张、被吸拔的感觉 |
| 2. **选穴** 根据医嘱中不同的腧穴安排病人取相应的安全舒适体位,松开衣着,暴露拔罐部位,必要时擦干汗液并清洁皮肤,毛发粗长者宜刮净,正确取穴 | ◆ 必要时拔罐部位下垫枕,床旁围帘遮挡病人,注意保暖 |
| 3. **检查** 按需选择大小合适的罐具,再次检查罐口边缘是否光滑和有无缺损 | |
| 4. **留罐** 用长柄血管钳夹住 95% 乙醇棉球并点燃,伸入罐内中下段绕 1~2 圈后迅速退出,立即将罐扣在所选部位,将乙醇棉球放入灭火器具内灭火 | ◆ 拔罐时动作要稳、准、轻、快,防止烫伤<br>◆ 留罐时间一般为 5~15 分钟,亦可根据病人病情采取走罐、闪罐等方式 |

| 操作步骤 | 操作补充说明 |
| --- | --- |
| **5. 观察** 密切观察病人反应、局部皮肤颜色和罐口吸附情况,以皮肤紫红色为度,注意有无局部疼痛、晕罐、烫伤等 | ◆ 注意病人有无不良反应,防止发生意外 |
| **6. 起罐** 用一手轻按罐具向一个方向倾斜,另一手示指或拇指按住罐口被略微提起部位的皮肤,使罐口与皮肤之间形成空隙,空气进入罐内,则罐自起 | ◆ 起罐后如罐斑处有小水珠者可用纱布轻轻拭去,如出现瘙痒者切不可搔抓皮肤<br>◆ 对疮疡进行提脓拔毒时,应预先在罐口周围填以脱脂棉花或纱布,以免起罐时脓血污染衣服、被褥等<br>◆ 起罐时切勿强拉或扭转 |
| **7. 整理记录** 协助病人整理衣着和摆放舒适体位,整理床单位;整理用物,按医院消毒隔离原则处理;洗手;记录拔罐的腧穴、留罐时间、病人反应、疗效等,并签名 | |

## (三) 注意事项

1. 病人过于饥饿、疲劳、精神紧张时,不宜立即进行该操作。

2. 拔罐时病人应取合理、舒适的体位,选择肌肉较丰厚、富有弹性的部位拔罐,骨骼凹凸不平和毛发较多处不宜拔罐;拔罐过程中尽量避免变换体位,以免罐具脱落损坏。

3. 拔罐时动作要稳、准、轻、快,避免灼伤、烫伤皮肤;起罐时切勿强拉或扭转,以免损伤皮肤。

4. 拔罐过程中应密切观察局部皮肤反应和全身情况,局部疼痛不适时,应取下重拔;有晕罐先兆时,应立即作相应的处理;治疗结束后病人需休息片刻方可活动或离开。

(赵清霞)

**7**

# 实践七
# 刮 痧 法

## 一、实践目的

通过实践,掌握在人体体表一定部位的皮肤上进行刮痧的方法,并能在操作过程中体现对病人的关爱。

## 二、实践用物

治疗盘、刮具(牛角刮板、瓷勺等)、治疗碗(内盛水、植物油或润滑剂)、纱布,必要时备大毛巾等。

## 三、实践内容

### (一)操作前准备

1. **评估** 了解病人目前病情、年龄、体质、局部皮肤状况、既往史、心理状态及合作程度、环境是否适合操作等。

2. **病人准备** 向病人解释操作目的、需要配合的事项,以取得病人或家属的知情同意;必要时嘱病人排空尿液。

3. **操作者准备** 仪表整洁,洗手,戴口罩。

### (二)操作步骤

操作步骤详见表7-1。

表7-1 刮痧法操作步骤

| 操作步骤 | 操作补充说明 |
| --- | --- |
| 1. **核对解释** 备齐用物至病人床前,核对病人信息。向病人解释操作过程 | |
| 2. **选择体位** 根据刮拭部位,协助病人取相应的安全舒适体位 | |
| 3. **确定部位** 松开衣着,暴露刮拭部位,确定刮拭的经络、腧穴或部位 | ◆ 床旁围帘遮挡,保护病人隐私并注意保暖 |
| 4. **检查刮板** 检查刮板边缘,确定光滑无缺损 | |
| 5. **刮拭** 手持刮板,蘸取润滑剂,刮具与刮拭方向皮肤成45°~90°,从上至下、由内向外,单一方向刮拭皮肤,操作过程中应保持刮板的湿润,随时蘸湿再刮,一般刮至局部皮肤出现红色或紫红色痧斑或痧点为宜 | ◆ 刮拭时用力均匀<br>◆ 一个部位刮拭20次左右,对于不出痧或出痧少者不可强求出痧 |

| 操作步骤 | 操作补充说明 |
| --- | --- |
| **6. 观察**　操作过程中观察局部皮肤颜色变化情况,询问病人的感觉,如病人出现疼痛异常、冷汗不止、胸闷烦躁,应停止刮痧 | ◆ 空腹、过度疲劳或过度紧张者不宜刮痧 |
| **7. 整理记录**　刮痧完毕,清洁局部皮肤,协助病人整理衣着和摆放舒适体位,整理床单位;整理用物,按医院消毒隔离原则处理;洗手;记录刮痧的部位、病人反应、疗效等,并签名 | ◆ 嘱病人清淡饮食,30 分钟内忌冷水浴 |

（三）**注意事项**

1. 保持室内空气流通,忌对流风,以防复感风寒而加重病情。

2. 刮痧器具边缘要光滑,操作时注意用力均匀,避免损伤皮肤。

3. 刮痧过程中应经常询问病人感受,观察局部皮肤颜色变化情况,对于不出痧或出痧少的部位,不可强求出痧。若发现异常,应立即停止刮拭,报告医生,配合处理。

4. 刮痧后嘱病人适当休息,30 分钟内忌冷水浴,饮食宜清淡,忌食生冷油腻之品。

5. 两次刮痧应间隔 3~6 天,以皮肤痧退为准。

6. 皮肤病变处不宜刮拭;孕妇的腹部、腰骶部禁刮;小儿囟门未合,头部禁刮;有自发性出血倾向者、妇女行经期、体型过于消瘦者不宜刮拭。

（杨晓玮）

# 8 实践八
# 推拿手法

## 一、实 践 目 的

通过实践,掌握成人推拿的常用手法,并能在操作过程中体现对病人的关爱。

## 二、实 践 用 物

推拿床、旋转凳、靠背椅、推拿介质(如滑石粉、生姜水、冬青膏、冷水、麻油、鸡蛋清)、软垫数个、大毛巾等。

## 三、实 践 内 容

**(一)操作前准备**

1. **评估**　了解病人目前病情、年龄、体质、局部皮肤状况、既往史、心理状态及合作程度,评估环境是否整洁明亮、适合操作等。

2. **病人准备**　向病人解释操作目的、需要配合的事项,以取得病人或家属的知情同意;嘱其取下发饰、眼镜等物品,着宽松衣服;必要时排空尿液。

3. **操作者准备**　仪表整洁,洗手,戴口罩。

**(二)操作步骤**

操作步骤详见表 8-1。

表 8-1　推拿手法操作步骤

| 操作步骤 | 操作补充说明 |
| --- | --- |
| 1. **核对解释**　备齐用物至病人床前,核对病人信息 | ◆ 对初次接受推拿治疗的病人,告知手法应用后局部会有放松舒适感,部分手法也会出现拉扯、微痛感 |
| 2. **选择体位**　根据患病部位、所选腧穴和不同手法安置病人于相应的安全、舒适体位,暴露推拿部位,擦干汗液,冬季注意保暖 | ◆ 必要时推拿部位下垫枕,床旁围帘遮挡病人 |
| 3. **取穴推拿**　再次核对,准确取穴,涂抹推拿介质,应用适宜的手法和刺激强度进行推拿;每日 1 次,每次 20~30 分钟,10 次为一疗程 | ◆ 松解类手法应持久、有力、均匀、柔和、深透<br>◆ 整复类手法为了保证安全有效应稳、准、巧、快<br>◆ 推拿时遵循"轻-重-轻"的原则,变化自然、连续而不间断 |

| 操作步骤 | 操作补充说明 |
|---|---|
| 4. **观察** 随时观察病人的一般情况和施术部位的皮肤、肢体活动状况,及时调整手法和刺激强度 | ◆ 强度以病人能耐受为宜<br>◆ 尤其要注意有无神经损伤、肌肉韧带损伤、骨折与脱位、晕推、休克及高位截瘫等推拿不良反应的发生 |
| 5. **整理记录** 再次核对;协助病人整理衣着和摆放舒适体位,整理床单位;整理用物,按医院消毒隔离原则处理;洗手;记录推拿的腧穴或部位、推拿时间、病人反应、疗效等,并签名 | |

（三）**注意事项**

1. 病人过于饥饿、疲劳、精神紧张时,不宜立即进行该操作。

2. 治疗过程要注意保暖,并遮挡隐私部位。

3. 操作时安置病人于安全、舒适的体位,操作者随时观察病人反应。

4. 根据医嘱选用不同的推拿介质。

5. 患儿需有家属或监护人陪伴,3岁以下小儿为方便操作可由家长抱起放在双腿上进行。

6. 术前宜明确诊断,严格掌握推拿治疗的禁忌证和适应证。

7. 病人麻醉期间一般不可推拿,但特殊情况除外,例如腰椎间盘突出症病人大推拿需麻醉下操作。

（赵清霞）

# 实践九
# 中药灌肠法

## 一、实践目的

通过实践,掌握把中药汤剂灌入并保留在肠内的方法,使药液通过肠黏膜吸收而达到治疗疾病的目的,并能在操作过程中体现对病人的关爱。

## 二、实践用物

治疗盘、灌肠筒、弯盘、肛管(14~16 号)、液状石蜡、棉签、止血钳、水温计、输液架、一次性治疗巾、纱布、量杯、便盆,按医嘱准备灌肠所用的中药汤剂等。

## 三、实践内容

(一)操作前准备

1. 评估　了解病人病情、年龄、体质、肛门周围的皮肤情况及合作程度、中药过敏史,评估环境是否整洁明亮、适合操作等。

2. 病人准备　向病人解释操作目的、需要配合的事项,以取得病人或家属的知情同意;灌肠前排便排尿。

3. 操作者准备　仪表整洁,洗手,戴口罩。

(二)操作步骤

操作步骤详见表 9-1。

表 9-1　中药保留灌肠法操作步骤

| 操作步骤 | 操作补充说明 |
| --- | --- |
| 1. **核对解释**　备齐灌肠所需用物至病人床前,核对病人信息。向病人解释操作的大致过程,嘱病人在治疗中不要变更体位 | |
| 2. **选择体位**　根据病人病情安置相应的侧卧位,脱裤至膝部,臀部移至床沿,充分暴露肛门,用小枕使臀部抬高 10cm,上腿弯曲,下腿伸直微弯。臀下垫一次性治疗巾 | ◆ 病变部位在直肠和乙状结肠取左侧卧位;在回盲部取右侧卧位 |
| 3. **测温**　测药液温度 39~41℃,并将灌肠筒挂于输液架上 | |
| 4. **插管**　弯盘置于臀沿,连接肛管,润滑肛管前端,排气后夹闭输液管;分开臀部,将肛管插入肛门 10~15cm | |

| 操作步骤 | 操作补充说明 |
| --- | --- |
| 5. **灌入药液** 松开止血钳,调节滴数(速度视病情而定),缓慢滴入药液 | ◆ 60~80滴/分,中药灌肠液不超过200ml |
| 6. **观察** 密切观察病人有无腹痛、面色苍白、出冷汗、脉速等情况和药液注入情况 | ◆ 注意病人有无不良反应 |
| 7. **拔管** 药液滴完后,夹闭输液管,拔出肛管,用纱布轻轻按揉肛门,嘱病人臀部抬高,保留药液1小时以上 | |
| 8. **整理** 协助病人整理衣着,整理床单位;整理用物,按医院消毒隔离原则处理;洗手 | |
| 9. **记录** 记录灌肠时间、灌肠液量、灌肠后大便次数和病人反应等,并签名 | |

（三）注意事项

1. 灌肠前,嘱病人先排便排尿;肠道疾病病人宜晚间睡前灌肠,有利于药物的吸收,从而更好地发挥疗效。

2. 根据病变部位,帮助病人选择适宜的体位。

3. 插肛管时动作宜轻缓,以免损伤黏膜。肛管宜细,插入宜深(插入直肠10~15cm),压力宜低(液面距肛门不超过30cm),药量宜少(每次灌肠的药液不应超过200ml),药液温度适宜(39~41℃)。

4. 灌肠后若有腹胀感、排便感时,可嘱病人深呼吸,同时肛门上提,尽量忍耐,以利药物保留。

（崔　屹）

# 实践十
# 中药外敷法

## 一、实践目的

通过实践,掌握把中药调成糊状敷布于患处或腧穴的方法,并能在操作过程中体现对病人的关爱。

## 二、实践用物

治疗盘、遵医嘱配制的药物(用中药粉末与调和剂均匀搅拌而成;如为新鲜中草药则需备乳钵将鲜药捣烂)、棉纸、棉花、胶布或绷带、治疗碗、弯盘、油膏刀、生理盐水棉球等。

## 三、实践内容

### (一)操作前准备

1. 评估　了解病人年龄、体质、目前主要症状、发病部位、局部皮肤状况、中药药物过敏史、心理状态及合作程度,评估环境是否整洁明亮、适合操作等。

2. 病人准备　向病人解释操作目的、相关事项,以取得病人或家属的知情同意;若头部敷药,需剃掉头发,范围为超出药贴 2cm。

3. 操作者准备　仪表整洁,洗手,戴口罩。

### (二)操作步骤

操作步骤详见表 10-1。

表 10-1　中药外敷法操作步骤

| 操作步骤 | 操作补充说明 |
| --- | --- |
| 1. **核对解释**　备齐用物至病人床前,核对病人信息。向病人解释操作的大致过程,嘱病人在治疗途中不要变更体位 | |
| 2. **体位**　协助病人取适宜体位,暴露患处。躯体及会阴部敷药时,需用围帘遮挡,注意保暖,防止直接吹风受凉 | |
| 3. **清洁皮肤**　用生理盐水棉球清洁皮肤或擦净残余药迹,观察局部情况 | |
| 4. **药物准备**　选用大小适宜的绵纸,用油膏刀将药物均匀地平摊于绵纸上,厚薄适中,并将绵纸四周反折或在药物周围围上棉花 | ◆ 药物摊制厚度为 0.3~0.5cm |
| 5. **敷药**　测试药贴温度,以病人可以接受为度,轻敷于患处或相应的腧穴,以胶布或绷带固定 | ◆ 感觉异常的病人,药贴温度宜≤50℃ |

| 操作步骤 | 操作补充说明 |
|---|---|
| 6. **观察** 敷药过程中观察有无局部瘙痒、红疹、水疱等皮肤变态反应和头晕、恶心、呕吐等中毒反应以及药效情况,若药物变干,须随时更换,或加调和剂湿润后再重新敷上 | ◆ 注意病人有无不良反应 |
| 7. **整理记录** 敷药完毕,协助病人整理衣着和调整体位,整理床单位;整理用物,按医院消毒隔离原则处理;洗手;记录治疗后的客观情况并签名 | |

（三）注意事项

1. 药物应随配随用,夏天若以蜂蜜、饴糖作为赋形剂时,应加入少量 0.1%~0.2% 的苯甲酸,以防发酵变质。

2. 药物摊制应厚薄均匀,太薄则药力不够,太厚则浪费药物,且容易溢出污染衣被。

3. 敷药面积应大于患处,疮疡初起时,宜敷满整个病变部位,且超过肿势范围 2cm 左右;如毒已结聚或溃后余肿未消,宜敷于患处四周,中间不用敷布,有利于脓毒外泄;特殊部位如乳痈敷药时,应使乳头露出,以免乳汁溢出污染敷料。

4. 敷药后,如出现不适反应或现象,应及时终止,并采取相应措施。

（崔　屹）

# 实践十一
# 中药熏洗法（下肢）

## 一、实践目的

掌握成人下肢部位中药熏洗的步骤和方法,并在操作中体现出对病人的关爱。

## 二、实践用物

治疗盘、药液、水温计、木桶、小木凳、浴巾、毛巾、屏风。

## 三、实践内容

### （一）操作前准备

1. 评估　了解病人目前病情、年龄、体质、局部皮肤状况、药物过敏史、既往史、心理状态及合作程度,评估环境是否整洁,温度是否适宜,空气是否流通等。

2. 病人准备　向病人解释操作目的、需要配合的事项,以取得病人或家属的知情同意。

3. 操作者准备　仪表整洁,洗手,戴口罩。

### （二）操作步骤

操作步骤详见表11-1。

表 11-1　下肢中药熏洗法操作步骤

| 操作步骤 | 操作补充说明 |
| --- | --- |
| 1. **核对解释**　备齐用物至病人床前,核对病人信息。向病人解释操作过程 | |
| 2. **调制药液**　将煎好的药液趁热倒入木桶中,并用水温计测试药液温度 | ◆ 熏蒸时药液温度一般为 50~70℃ |
| 3. **熏洗**　桶内放 1 只小木凳,略高出药液表面。病人坐于靠椅上,暴露患侧下肢,将患侧足部放在桶内小木凳之上,用浴巾将桶口及患肢盖严,进行熏蒸。待药液温度下降后,取出小木凳,将患侧肢体在药液中浸泡,时间 10~20 分钟 | ◆ 淋洗时药液温度应控制在 38~41℃ |
| 4. **观察**　熏洗过程中,应密切观察病人的反应,随时询问病人的感受 | |
| 5. **整理记录**　擦干患肢,协助病人穿衣,安排舒适体位;整理床单位;整理用物,按医院消毒隔离原则处理;洗手;记录熏洗的时间、病人反应、疗效等,并签名 | |

（三）注意事项

1. 严格控制药液温度,熏蒸时药液温度一般为 50~70℃,淋洗时药液温度应控制在 38~41℃。

2. 对伤口部位进行熏洗时,应严格按无菌技术操作进行。

3. 保护病人隐私,必要时需遮挡。

4. 病人空腹、进餐前后 30 分钟内均不宜熏洗。

5. 心脑肺病、水肿、体质虚弱及老年病人不可单独熏洗,且熏洗时间不宜过长,以防虚脱。

6. 熏洗过程中不宜使用肥皂、浴液等,以免影响药效。

（郑方道）

# 下篇

## 学习指导

# 第一章
# 绪　论

## 一、知识点导读

　　本章主要介绍中医护理学的发展史，各朝代对中医护理学的贡献及中医护理学的形成，陈述中西护理文化的差异。通过本章的学习，让学生了解中医护士队伍的形成和发展概况；熟悉中医护理学及现代护理学体系的文化内涵；掌握中医古籍《黄帝内经》《伤寒杂病论》《外科精义》《侍疾要语》对中医护理学的贡献。

## 二、重点和难点

**（一）中医古籍对中医护理学的贡献与影响**

　　1.《黄帝内经》　指导生活起居护理、饮食护理、情志护理及病情观察，创造了部分护理诊疗技术，提出音乐疗法和急症的基础理论等。

　　2.《伤寒杂病论》　首创药物灌肠法，开展复苏术，发展中药用药法，发明药物舌下含服，强调饮食护理中的禁忌原则。

　　3.《肘后备急方》　发展急救技术和创伤处理，医学史上最早提出导尿术，提出一些对现在还有指导价值的疾病预防措施。

　　4.《千金方》　发展妇产科和婴幼儿专科护理保健，提出从起居、衣着方面进行养生保健，成功使用导尿术，为后人留下《大医习业》和《大医精诚》两篇专论医德教育的范本。

　　5.《外科精义》　提出病室环境宜安静，规定了探视制度，注重情志护理，强调饮食卫生及营养，做好康复护理，指出了护理人员应具备的素质。

　　6.《侍疾要语》　是现存古代中医文献中最早的、较全面论述中医护理的专书，它历述了对病人的精神、生活、饮食、疾病、用药等方面的护理要点，强调情志护理对于病人康复的重要作用，详细记载病室环境的设置、陪护制度、探视制度、病人的卧位、人工喂养疗法及长期卧床的病人"席疮"的护理，采用音乐疗法消除病人烦躁的情绪，建立危重病人护理人员的职责。

　　7. 其他著作对中医护理学基础的影响　《太平圣惠方》发展了中药成药的保管法，这对目前现代护理学中的药物保管和使用仍有良好的指导作用。李杲的《脾胃论》提出了"安养心神，调治脾胃"的学术见解，发挥了《黄帝内经》"有胃气则生，无胃气则死"的观点。《保生要录》是较全面的生活护理专著。宋代东轩居士著《卫济宝书》，介绍了"五善七恶"之说，作为医护人员判断外科疾病善恶顺逆的标准。在"打针法"中提出对所制作的刀、钩等外科手术器械要用"桑白皮、紫藤香煮一周时，以紫藤香末藏之"，这是世界上对外科手术器械进行煮沸消毒，并用香料药粉作灭菌贮藏备用的最早文字记载。南宋医家陈自明的《妇人大全良方》问世，概括了妇产科全貌，该书分篇论述了妊娠随月数服药及将息法、将护孕妇论、产前将护法、产后将护法,及食忌、孕妇药忌等,突出了胎教的重要性,内容丰富,是宋代内容丰富的总结性妇产科专著。钱乙在《小儿药证直诀》中指出治疗热病儿以"浴体法"为辅助疗法,与现代护理学的温水擦浴极为相似。

明代医药学家李时珍所著《本草纲目》是一部世纪药学巨著,对我国和世界医药做出了杰出的贡献。吴有性《温疫论》的"戾气"学说,是17世纪在传染病因学上的卓越创见,反映了当时防治急性热病的丰富经验和理论知识,在护理方面从"论食""论饮""调理法"三篇专论中,详细论述了温疫病的护理措施。陈实功的《外科正宗》对痈疽的病源、诊断、调治以及其他外科疾病的辨证施护的记述,条理清楚,内容翔实。名医叶天士的《温热论》系统阐明了温病发生、发展的规律,指出了温病卫、气、营、血四个阶段辨证论治和施护的纲领,他总结了温病察舌、验齿、辨斑疹白等病情观察的方法,指出了在观察舌象、判断病情、推测预后的同时还应做好口腔护理。

### (二)中西护理文化的差异

护理文化是在一定的社会文化基础上形成的具有护理专业自身特征的一种群体文化。它是被全体护理人员接受的价值观念和行为准则,也是全体护理人员在实践中创造出来的物质成果和精神成果的集中表现。

中医古籍文献的研究层出不穷,然而在这浩瀚的研究海洋里多集中于辨证论治及方药运用方面,对中医护理与西方护理文化方面的比较性研究文献可谓凤毛麟角。本节从两者的历史与发展、哲学背景、护理程序和思维方法四个方面出发,在中医学古籍巨著及西方护理专家的理论中分析中西护理文化的异同,以便更深刻地理解全人护理的内涵。

# 三、习　题

(一)选择题

**A₁型题**

1.《周礼·天官》所记载除医师外还兼有护理职能的专职人员是
 A. 卒   B. 府   C. 史   D. 徒   E. 士

2. 我国现存最早的一部医学专著是
 A.《侍疾要语》   B.《肘后备急方》   C.《诸病源候论》
 D.《外科精义》   E.《黄帝内经》

3. 我国医学史上,开创临床辨证施护先河的著作是
 A.《黄帝内经》   B.《肘后备急方》   C.《诸病源候论》
 D.《伤寒杂病论》   E.《侍疾要语》

4. 首创剖腹术的名医是
 A. 华佗   B. 李时珍   C. 孙思邈   D. 叶天士   E. 张仲景

5. 首创中药灌肠法解决便秘的著作是
 A.《黄帝内经》   B.《千金翼方》   C.《伤寒论》
 D.《金匮要略》   E.《肘后备急方》

6. 现代注射法的雏形是
 A. 毫针   B. 九针   C. 三棱针   D. 皮肤针   E. 梅花针

7. 提出"论将护忌慎法"专论护理内容的著作是
 A.《外科精义》   B.《伤寒论》   C.《侍疾要语》
 D.《外台秘要》   E.《金匮要略》

8.《妇人大全良方》的作者是

A. 陈自明 　　　 B. 张仲景 　　　 C. 孙思邈 　　　 D. 齐德之 　　　 E. 李时珍

9. 被称为外科"鼻祖"的人物是
　　 A. 张仲景 　　 B. 王叔和 　　 C. 李时珍 　　 D. 华佗 　　 E. 孙思邈

10. 《本草纲目》成书时代是
　　 A. 后汉 　　　 B. 唐朝 　　　 C. 宋朝 　　　 D. 明朝 　　　 E. 清朝

11. 叶天士所著的著作是
　　 A.《温疫论》 　　　　 B.《温热论》 　　　　 C.《妇人大全良方》
　　 D.《脾胃论》 　　　　 E.《千金方》

12. 孙思邈首创用细葱管导尿,比法国发明橡皮管要早
　　 A. 100 年 　　 B. 1000 年 　　 C. 1200 年 　　 D. 120 年 　　 E. 1500 年

13. 用香料药粉作灭菌贮藏最早的文字记载是在
　　 A.《黄帝内经》 　　　 B.《千金方》 　　　 C.《外科精义》
　　 D.《卫济宝书》 　　　 E.《金匮要略》

14. 提出"乳母在哺乳时,先要把宿乳挤掉"这一观点的著作是
　　 A.《黄帝内经》 　　　 B.《千金方》 　　　 C.《伤寒论》
　　 D.《金匮要略》 　　　 E.《外科精义》

15. 最早提出护理"八法"的医家是
　　 A. 华佗 　　 B. 李时珍 　　 C. 孙思邈 　　 D. 张仲景 　　 E. 王叔和

16. 吴又可所著的著作是
　　 A.《温疫论》 　　　　 B.《温热论》 　　　　 C.《妇人大全良方》
　　 D.《脾胃论》 　　　　 E.《伤寒论》

17. 中医认为,七情过激可致气机逆乱,怒则
　　 A. 气下 　　 B. 气缓 　　 C. 气上 　　 D. 气乱 　　 E. 气结

18. 中医认为,七情过激可致气机逆乱,喜则
　　 A. 气下 　　 B. 气缓 　　 C. 气上 　　 D. 气乱 　　 E. 气结

19. 中医认为,七情过激可致气机逆乱,悲则
　　 A. 气下 　　 B. 气消 　　 C. 气上 　　 D. 气乱 　　 E. 气结

20. 中医认为,七情过激可致气机逆乱,恐则
　　 A. 气下 　　 B. 气消 　　 C. 气上 　　 D. 气乱 　　 E. 气结

21. 《肘后备急方》急救技术的创新点**不包括**
　　 A. 注重环境 　　　　 B. 体位变化 　　　　 C. 口对口人工呼吸
　　 D. 饮食指导 　　　　 E. 加用刺激复苏法

22. 李杲所著的《脾胃论》提出的学术观点正确的是
　　 A. 形体劳役则肺病 　　　 B. 形体劳役则心病 　　　 C. 形体劳役则肾病
　　 D. 形体劳役则肝病 　　　 E. 形体劳役则脾病

23. 宫调式乐曲,风格悠扬沉静,淳厚庄重,可入
　　 A. 肝 　　 B. 心 　　 C. 肺 　　 D. 脾 　　 E. 肾

24. 商调式乐曲,风格高亢悲壮,铿锵雄伟,可入
　　 A. 肝 　　 B. 心 　　 C. 肺 　　 D. 脾 　　 E. 肾

25. 角调式乐曲构成大地回春、万物萌生的旋律,曲调亲切爽朗,可入
　　 A. 肝 　　 B. 心 　　 C. 肺 　　 D. 脾 　　 E. 肾

26. 徵调式乐曲旋律热烈、欢快轻松,构成情绪欢畅的气氛,可入

|   | A. 肝 | B. 心 | C. 肺 | D. 脾 | E. 肾 |

27. 羽调式乐曲清纯,凄切哀怨,苍凉柔润,如天垂晶幕,行云流水,可入

    A. 肝        B. 心        C. 肺        D. 脾        E. 肾

28. 过喜伤

    A. 肝        B. 心        C. 肺        D. 脾        E. 肾

29. 过怒伤

    A. 肝        B. 心        C. 肺        D. 脾        E. 肾

30. 过恐伤

    A. 肝        B. 心        C. 肺        D. 脾        E. 肾

31. 较详细记载心肺复苏技术的著作是

    A.《温疫论》        B.《金匮要略》        C.《妇人大全良方》

    D.《脾胃论》        E.《温热论》

32. 传世医学著作《伤寒杂病论》的作者是

    A. 张仲景    B. 李时珍    C. 孙思邈    D. 华佗    E. 王叔和

33. 已有专篇论述饮食护理的著作是

    A.《温疫论》        B.《伤寒杂病论》        C.《金匮要略》

    D.《脾胃论》        E.《温热论》

34. 记载药物舌下含服法的著作是

    A.《温疫论》        B.《伤寒论》        C.《金匮要略》

    D.《脾胃论》        E.《温热论》

35.《本草纲目》作者是

    A. 李时珍    B. 张仲景    C. 孙思邈    D. 华佗    E. 王叔和

36. 提出"五禽戏"的杰出医家是

    A. 李时珍    B. 张仲景    C. 孙思邈    D. 华佗    E. 王叔和

37.《脉经》的作者是

    A. 李时珍    B. 张仲景    C. 孙思邈    D. 王叔和    E. 华佗

38. 较详细记载创伤处理的中医古籍是

    A.《肘后备急方》        B.《伤寒论》        C.《金匮要略》

    D.《脾胃论》        E.《温热论》

39. 我国医学史上最早记载导尿术的著作是

    A.《肘后备急方》        B.《伤寒论》        C.《金匮要略》

    D.《脾胃论》        E.《温热论》

40. 中国最早的以论述内科病为主的各科病病因和证候的专著是

    A.《诸病源候论》        B.《伤寒论》        C.《金匮要略》

    D.《妇人大全良方》        E.《肘后备急方》

41. 提倡以脉象来观察病情的著作是

    A.《脾胃论》        B.《伤寒论》        C.《金匮要略》

    D.《诸病源候论》        E.《肘后备急方》

42. 唐代被后世医家称为临床医学百科全书的是

    A.《脾胃论》        B.《备急千金要方》        C.《金匮要略》

    D.《肘后备急方》        E.《温热论》

43. 王焘论述传染病的综合性巨著是

A.《外台秘要》      B.《备急千金要方》      C.《金匮要略》

D.《肘后备急方》      E.《温热论》

44. 我国现存最早对中医饮食护理的发展起着推动作用的营养学专著是

A.《外台秘要》      B.《备急千金要方》      C.《金匮要略》

D.《食疗本草》      E.《温热论》

**B₁型题**

A.《脾胃论》      B.《伤寒杂病论》      C.《肘后备急方》

D.《金匮要略》      E.《刘涓子鬼遗方》

1. 最早提出用含碘的食物治疗与预防甲状腺疾病的书籍是

2. 上述中医古籍中提出对黄疸病人的尿用白纸染尿法鉴别的是

3. 我国现存最早的一部外科专著是

A.《金匮要略》      B.《伤寒论》      C.《神农本草经》

D.《脾胃论》      E.《妇人大全良方》

4. 记载药物舌下含服法的著作是

5. 现存最早的药物学专著是

A. 气下    B. 气消    C. 气上    D. 气乱    E. 气结

6. 中医认为,七情过激可致气机逆乱,思则

7. 中医认为,七情过激可致气机逆乱,惊则

A. 过思    B. 过怒    C. 过忧    D. 过喜    E. 过恐

8. 徵调式乐曲,风格悠扬沉静,淳厚庄重,可治

9. 商调式乐曲,风格高亢悲壮,铿锵雄伟,可治

**X型题**

1. 下列各项,后汉名医华佗将其融为一体的是

A. 饮食    B. 医疗    C. 护理    D. 体育    E. 起居

2.《千金方》对中医护理的主要贡献是

A. 传染病的预防      B. 妇产科护理      C. 婴幼儿护理保健

D. 脾胃调养和护理      E. 医德教育

3. 李东恒的脾胃学说认为内伤病的主要成因是

A. 环境    B. 饮食    C. 劳倦    D. 酒色    E. 情志

4.《黄帝内经》的基本观点主要有

A. 整体观      B. 阴阳平衡观      C. 邪正斗争观

D. 预防观      E. 寒热观

5. 宋金元时期的著作有

A.《太平圣惠方》      B.《圣济总录》      C.《太平惠民和剂局方》

D.《开宝本草》      E.《妇人大全良方》

**(二)名词解释**

1. 中医护理学基础

2. 护理文化

**(三)填空题**

1.《黄帝内经》的基本观点主要有_____、_____、_____、_____。

2. 宫为_____之音,大而和也,叹者也。可用宫音之亢奋使之愤怒,以治过_____。

3. 角为_____之音,调而直也,叫呼也。可用角音之悲凉使之哀伤,以治过_____。

4. 羽为_____之音,深而沉也,吟者也。可用羽音使之思索冥想,以治过_____。

5. 钱乙所著的《小儿药证直诀》中指出治疗热病儿以_____为辅助疗法,与现代护理学的温水擦浴极为相似。

6. "食气消即进药,药气散即进食"这一服药原则出自宋代中医方剂著作_____。

**(四)简答题**

1.《黄帝内经》对中医护理有哪些方面的贡献?

2.《备急千金要方》对中医护理有哪些贡献?

3.《侍疾要语》对中医护理有哪些贡献?

4.《灵枢》中将一日分四时,四时中人气的变化如何?

**(五)分析题**

举例说明中西护理文化有哪些差异?

# 四、参 考 答 案

**(一)选择题**

**A₁ 型题**

| | | | | | | | | | |
|---|---|---|---|---|---|---|---|---|---|
| 1. D | 2. E | 3. D | 4. A | 5. C | 6. B | 7. A | 8. A | 9. D | 10. D |
| 11. B | 12. C | 13. D | 14. B | 15. D | 16. A | 17. C | 18. B | 19. B | 20. A |
| 21. D | 22. E | 23. D | 24. C | 25. A | 26. B | 27. E | 28. B | 29. A | 30. E |
| 31. B | 32. A | 33. C | 34. D | 35. A | 36. D | 37. D | 38. B | 39. A | 40. A |
| 41. D | 42. B | 43. A | 44. D | | | | | | |

**B₁ 型题**

| | | | | | | | | |
|---|---|---|---|---|---|---|---|---|
| 1. C | 2. C | 3. E | 4. A | 5. C | 6. E | 7. D | 8. D | 9. C |

**X 型题**

1. ABCDE    2. BCDE    3. BCE    4. ABCD    5. ABCDE

**(二)名词解释**

1. 中医护理学基础:是以中医药理论为指导,结合预防、养生、保健、康复等各项医疗护理活动对病人及老、弱、幼、残加以照料,并施以独特的中医护理技术,以保护、维持、恢复人类健康的一门应用学科。

2. 护理文化:是在一定的社会文化基础上形成的具有护理专业自身特征的一种群体文化。它是被全体护理人员接受的价值观念和行为准则,也是全体护理人员在实践中创造出来的物质成果和精神成果的集中表现。

**(三)填空题**

1. 整体观、阴阳平衡观、邪正斗争观、预防观

2. 脾、思

3. 肝、怒

4. 肾、恐

5. "浴体法"

6.《太平圣惠方》

**(四)简答题**

1. 答:《黄帝内经》从饮食起居调摄、情志护理、急症的护理理论、用药护理、音乐疗法及护理技术等方面论述护理观点。

2. 答:唐代孙思邈所著的《备急千金要方》从培养高尚的医德,重视妇幼保健,强调并促进妇产、小儿独立设科,重视养生、疾病的预防和治疗及护理等方面给后人留下了丰富的临床经验,例如妇产科的护理、婴幼儿的护理保健、饮食护理、预防养生保健、情志调护、服药护理、导尿术的使用等对现代护理均有一定的影响。

3. 答:《侍疾要语》是清代钱襄所著、现存古代中医文献中最早的、较全面论述中医护理的专书,它历述了对病人的精神、生活、饮食、疾病、用药等方面的护理要点。它在中医护理学史上,确为一本言简意赅、切合实用之佳作,大部分内容具有现实和长远参考应用价值。例如对于用药的护理,《侍疾要语》就药物加工、调制、饮用等要点均有所论及。

4. 答:《灵枢经·顺气一日分为四时》说:"朝则人气始生,病气衰,故旦慧;日中人气长,长则胜邪,故安;夕则人气始衰,邪气始生,故加;夜半人气入脏,邪气独居于身,故甚也。"说明了机体一天之中的不同时间的病理情况,从而指导护理人员为病人做好晨间护理及晚间护理。

(五)分析题

答:护理文化是在一定的社会文化基础上形成的具有护理专业自身特征的一种群体文化。它是被全体护理人员接受的价值观念和行为准则,也是全体护理人员在实践中创造出来的物质成果和精神成果的集中表现。中西护理文化在历史与发展、哲学背景、护理程序和思维方法四个方面均有不同。无论是中医或是西方护理,只是在不同地域和文化背景下产生不一样的护理方法与模式,其基本概念有许多共同之处,最终目的都是以解决人的健康问题为目标。

(陈佩仪)

# 第二章
# 中医护理的特点与原则

## 一、知识点导读

本章主要介绍中医护理的基本特点与原则。通过本章的学习,要求熟悉中医护理的原则,即扶正祛邪、调整阴阳、护病求本、标本缓急、同病异护、异病同护、三因制宜、预防为主;掌握中医护理的整体观念与辨证施护两大基本特点;用于指导后续的中医护理。

## 二、重点和难点

### (一)中医护理的基本特点

1. **整体观念**　所谓整体观念,即认为事物是一个整体,也就是一个系统。组成事物整体的各个要素是互相联系不可分割的,事物与事物之间也是密切联系,相互影响。中医护理学整体观念正是从这一观念出发,将其研究对象"人"看作一个有机整体,重视人体五脏六腑之间的完整统一性;注重人与自然环境、社会环境的统一。

(1)人体是一个有机的整体:人体的各组织器官在结构上不可分割;人体的各种功能互相协调,彼此为用;人体患病时,体内的各个部分亦相互影响。

(2)人与外界环境有密切的联系:人体会受到自然界的季节气候、昼夜晨昏与地域环境的影响;社会的变化对人的生理、心理、病理亦会带来相应的影响。

(3)整体观念在中医临床护理中的应用:中医整体护理。

2. **辨证施护**　由辨证和施护两部分组成。所谓辨证就是将四诊(望、闻、问、切)所收集的有关病史、症状、体征,通过分析、综合辨清疾病的原因、性质、部位及邪正关系,进而概括、判断为某种性质的证。施护,则是根据辨证的结果,确立相应的护理原则和方法,制定出护理计划和具体的护理措施,对病人实施护理。辨证是施护的前提与依据,施护是护理疾病的手段和方法,通过施护的效果可以检验辨证的正确与否。

正确看待病、证、症三者之间的关系,这三者的关系是疾病在其发生发展过程中,由于受到外界环境、个体本身的生理、心理、社会因素的影响,会表现出不同的"证",而不同的"证"还有不同的"症"状体现。中医认识和护理病人,既要辨病又要辨证,更加着眼于"证"的不同,所谓"证同护亦同,证异护亦异"的实质,是由于"证"的概念中包含着病机在内的缘故,这种针对疾病发展过程中不同质的矛盾用不同方法解决的护理方法,就是辨证施护的实质所在。

### (二)中医护理的原则

1. **扶正祛邪**　是扶助正气,祛除邪气,改变邪正双方的力量对比,使疾病早日痊愈,机体早日康复。扶正,就是使用扶助正气的各种治疗和护理手段,如药物、气功、药膳、锻炼、养生等方法增强体质,提高机体的抗病能力,以达到战胜疾病、预防疾病目的的一种原则。祛邪,就是祛除邪气,排除或削弱病邪侵袭和损害的一种治疗护理原则。包括解表、攻下、利水、消导、破血、豁痰等治疗与护理方法。

2. 调整阴阳　是指纠正疾病过程中机体阴阳的偏盛偏衰,损其有余而补其不足,恢复和重建人体阴阳的相对平衡。包括损其有余和补其不足两方面。损其有余,是指阴或阳一方偏盛有余的病证,采用"实则泻之"的方法来治疗护理;补其不足,是指阴或阳偏衰不足的病证,采用"虚则补之"的方法来治疗护理。

3. 护病求本　是治病求本在中医临床护理的应用。有正护法与反护法的不同。常用正治(护)法有4种:寒者热之、热者寒之、虚则补之、实则泻之。反治(护)法有4种:寒因寒用、热因热用、塞因塞用、通因通用。

4. 标本缓急　从护病而言,总以护本为要务,但是在疾病发展过程中的不同阶段,会受到多种不同因素的影响,病情出现轻重缓急的不同表现,护理上应了解疾病的全过程,综合进行分析,才能透过现象看到本质,然后配合治疗。当标病甚急,如不先治护标病,即将危及生命或影响本病时急则护其标;在标证不急的情况下,或对标证已进行妥善处理,治疗护理的重点应针对疾病本质,称为缓则护其本;标病本病俱急并重的情况下,则采取标本兼护。

5. 同病异护、异病同护　一般情况下,相同的病,应该用相同的治疗护理方法,但由于病因及病理发展阶段的不同,或由于个体反应的差异,同一种病也可以出现不同的证候,而治疗及护理也不同,称为同病异护;对不同疾病发生、发展过程中所表现的相同证候,采取同样的方法治疗护理,称为异病同护。

6. 三因制宜　包括因时制宜、因地制宜和因人制宜。根据不同季节气候特点来确定保健、养生、用药、护理的原则称为因时制宜;根据地理环境与生活习惯的特点来确定保健、用药、护理原则则是因地制宜;根据病人的年龄、性别、体质等不同特点,制定适宜的治疗、护理原则称为因人制宜。

7. 预防保健　详细内容见第三章。

## 三、习　　题

**(一) 选择题**

**A₁ 型题**

1. 人体是一个有机的整体,以何为主宰,五脏为中心
   A. 肝　　　　B. 心　　　　C. 脾　　　　D. 肺　　　　E. 肾
2. "上知天文,下知地理,中知人事",说明了人与(　　)有密切的联系
   A. 风土人情　　　　　　B. 社会治安　　　　　　C. 自然环境
   D. 社会环境　　　　　　E. 外界环境
3. 如病人表现为"恶寒,咳嗽",判断该表现是
   A. 证　　　　B. 病　　　　C. 标　　　　D. 本　　　　E. 症状
4. 顺从疾病假象进行护理的方法,属于
   A. 扶正　　　　　　　　B. 祛邪　　　　　　　　C. 正护法
   D. 反护法　　　　　　　E. 标本同护
5. 对瘀血所致的崩漏,可采用
   A. 扶正法　　　　　　　B. 祛邪法　　　　　　　C. 扶正与祛邪兼用
   D. 先扶正后祛邪　　　　E. 先祛邪后扶正
6. 对久痢脱肛和子宫下垂之中气下陷证均采取升阳举陷的护法,属于
   A. 扶正　　　　　　　　B. 虚则补之　　　　　　C. 同病异护

D. 异病同护　　　　　　　　　　E. 塞因塞用

7. 适宜采用"益火之源，以消阴翳"治法的证候是
　　A. 阴偏盛　　　　　　　　B. 阴偏衰　　　　　　　　C. 阳偏衰
　　D. 阴虚阳亢　　　　　　　E. 阳虚阴盛

8. 真寒假热证可采用
　　A. 热因热用　　　　　　　B. 寒因寒用　　　　　　　C. 通因通用
　　D. 塞因塞用　　　　　　　E. 寒者热之

9. 圣人不治已病治未病，不治已乱治未乱的观点，强调的是
　　A. 扶正祛邪的原则　　　　B. 护病求本的原则　　　　C. 标本缓急的原则
　　D. 预防为主的原则　　　　E. 三因制宜的原则

10. **不属于**扶正法的是
　　A. 养血　　　B. 滋阴　　　C. 益气　　　D. 温阳　　　E. 清热

A₂ 型题

1. 病人，男，35岁。原患水肿，又复感风寒，出现恶寒无汗，咳嗽胸满，腰痛尿少，全身水肿，需采取
　　A. 标本兼护　　　　　　　B. 正护法　　　　　　　　C. 反护法
　　D. 急则护其标　　　　　　E. 缓则护其本

2. 病人，女，48岁。出现腹大如鼓，不能平卧，二便不利，此时宜
　　A. 急则护标　　　　　　　B. 缓则护本　　　　　　　C. 标本兼护
　　D. 塞因塞用　　　　　　　E. 通因通用

A₃ 型题

(1~3题共用题干)病人，男，38岁。黎明之前脐腹作痛，肠鸣即泻，完谷不化，腹部喜暖，泻后则安，形寒肢冷，腰膝酸软，舌淡苔白，脉沉细。

1. 护理上需采用
　　A. 滋阴以制阳　　　　　　B. 扶阳以制阴　　　　　　C. 阴阳双补
　　D. 因时制宜　　　　　　　E. 因人制宜

2. 护理用药方面，除了使用温补阳气的药物外，佐以滋阴药物，属于
　　A. 阳病治阴　　　　　　　B. 阳中求阴　　　　　　　C. 阴中求阳
　　D. 阴阳双补　　　　　　　E. 因病制宜

3. 根据病人临床表现，按护病求本原则，可采用
　　A. 热者寒之　　　　　　　B. 寒者热之　　　　　　　C. 实则泻之
　　D. 虚则补之　　　　　　　E. 寒因寒用

A₄ 型题

(1~4题共用题干)病人，女，35岁。1天前淋雨后，出现恶寒发热、无汗、头痛、鼻塞流涕，苔薄白，脉浮。

1. 病人恶寒发热、无汗、头痛、鼻塞流涕，判断该表现是
　　A. 证　　　B. 病　　　C. 标　　　D. 本　　　E. 症状

2. 护理时可采用
　　A. 扶正法　　　　　　　　B. 祛邪法　　　　　　　　C. 补其不足
　　D. 损其有余　　　　　　　E. 因人制宜

3. 若病人兼出现神疲体弱，气短懒言，反复易感，护理时需采用
　　A. 寒者热之　　　　　　　B. 虚者补之　　　　　　　C. 实则泻之

D. 寒因寒用  E. 标本兼护

4. 病人 1 个月前因感受风寒出现咳嗽声重,咳痰色白、稀薄,肢体酸痛等,采用疏风解表的护理方法。现该病人诊断为风寒感冒,采用疏风解表的护理方法。两次均属于
A. 扶正法  B. 同病异治  C. 异病同治
D. 对症治疗  E. 辨病定治

**B₁ 型题**
A. 天暑衣厚则腠理开
B. 平旦人气生,日中而阳气隆
C. 旦慧、昼安、夕加、夜甚
D. 春善病鼽衄
E. 太平之世多长寿人

1. 社会治安对人体的影响可反映为
2. 昼夜晨昏对人体疾病的影响可反映为
A. 急则护其标  B. 缓则护其本  C. 逆治
D. 从治  E. 标本兼护

3. 大出血病人应
4. 寒病见寒象应
5. 热病见寒象应

**X 型题**
1. 中医的"证"包括了
A. 病因  B. 病位  C. 病性
D. 邪正关系  E. 病变过程

2. 通因通用适用于
A. 脾虚泄泻  B. 食滞泄泻  C. 瘀血崩漏
D. 肾虚泄泻  E. 肾虚尿频

**(二)名词解释**
1. 正护法
2. 反护法
3. 辨证施护

**(三)填空题**
1. 中医护理的基本特点包括_____、_____。
2.《素问·四时调神大论》"春夏养_____,秋冬养_____。"
3. 热因热用适用于_____证;寒因寒用适用于_____证。

**(四)简答题**
请举例说明同病异护的临床护理应用。

**(五)病例分析题**
病人,男,65 岁。眩晕日久不愈,精神萎靡,耳鸣,腰膝酸冷,小便清长,舌淡嫩,苔白,脉弱。查体:血压 140/80mmHg。化验:血红蛋白正常。因查体、化验均无阳性体征,今天遂来门诊进行健康咨询。
(1)从因时制宜角度,应向病人了解哪些信息?
(2)应如何向病人解析查体、化验均无阳性体征而又有不适的表现?
(3)宜选择哪种护理原则对病人进行健康指导?

## 四、参考答案

**（一）选择题**

**$A_1$ 型题**

1. B　2. E　3. E　4. D　5. B　6. D　7. E　8. A　9. D　10. E

**$A_2$ 型题**

1. A　2. A

**$A_3$ 型题**

1. B　2. C　3. D

**$A_4$ 型题**

1. E　2. B　3. E　4. C

**$B_1$ 型题**

1. E　2. C　3. A　4. C　5. D

**X 型题**

1. ABCD　2. BC

**（二）名词解释**

1. 正护法：又称为逆护法，是指疾病的临床表现和其本质相一致情况下所施行的治疗护理方法。

2. 反护法：又称为从护法，是指顺从疾病外在表现的假象性质而治的一种治疗护理方法。

3. 辨证施护：由辨证和施护两部分组成。所谓辨证就是将四诊（望、闻、问、切）所收集的有关病史、症状、体征，通过分析、综合辨清疾病的原因、性质、部位及邪正关系，进而概括、判断为某种性质的证。施护，则是根据辨证的结果，确立相应的护理原则和方法，制定出护理计划和具体的护理措施，对病人实施护理。

**（三）填空题**

1. 整体观念、辨证施护

2. 阳、阴

3. 真寒假热、真热假寒

**（四）简答题**

答：同病异护系指一般情况下，相同的病，应该用相同的治疗护理方法，但由于病因及病理发展阶段的不同，或由于个体反应的差异，同一种病也可以出现不同的证候，而治疗及护理也不同，称为同病异护，例如感冒，有风寒、风热的不同，则治疗护理也不同。再如外感温热病，由于邪气入侵经历的由表及里的过程，就会出现卫分证、气分证、营分证、血分证四个不同的证候阶段，因此治疗时也相应有解表、清气、清营和凉血的不同治法，护理方法也相应不一样。

**（五）病例分析题**

答：(1) 了解病人的症状，是否会因季节、气候、昼夜改变而变化，特别强调冬季、夜间的病情。

(2) 向病人解释阴阳的相对平衡维持着人体正常的生命活动过程，如果人体阴阳不平衡，会出现相对偏亢或偏虚。若处于人体可调节范围内，则暂时不会出现阳性体征，但此时需要从生活起居、饮食调护、药物调护、保健等方面帮助其恢复阴阳平衡。

(3) 选择的护理原则是扶正原则。

（吉　思）

# 3

# 第三章
# 中医基本护理

## 一、知识点导读

本章主要介绍中医基本护理的内容,通过本章的学习,要求了解中医基本护理所包含的内容,熟悉生活起居护理的内容、治未病护理和预防复病护理的内容、病情观察的原则和方法,掌握情志护理的原则和方法、饮食调养的原则与要求等,为中医临床护理的学习奠定基础。

## 二、重点和难点

### (一)中医基本护理的内容

中医基本护理包括生活起居护理、情志护理、饮食护理、病情观察、预防护理。正确地实施中医基本护理将有助于增强病人的体质,提高其抗病能力,促进疾病早日康复。

### (二)生活起居护理

1. 生活起居护理的概念　生活起居护理是对病人生活起居方面进行科学的安排和合理的照料。其目的是保养和恢复病人机体的正气,促进体内阴阳达到平衡,有利于病人尽早恢复健康。

2. 生活起居护理的内容

(1)顺应四时,平衡阴阳:按照"春夏养阳,秋冬养阴"的原则来适应四时气候变化。

(2)调摄环境,慎避外邪:六淫致病多与季节气候、居室环境密切相关。护理人员应主动掌握四时气候变化的规律,做到病室安静整洁,空气流通,温湿度、光线要适宜,为病人创造良好的休养环境。

(3)起居有常,劳逸适度:起居有常主要是指起卧作息和日常生活中的各方面都有一定的规律并合乎自然界和人体的生理常度。劳逸适度是指在病情允许的情况下,病人要保持适度的活动与休息,做到动静结合,形劳而不倦。

### (三)情志护理

1. 情志护理的概念　情志护理是指在护理工作中,以中医基础理论为指导,注意观察了解病人的情志变化,掌握其心理状态,设法防止和消除病人的不良情绪状态,从而达到预防和治疗疾病目的的一种方法。

2. 情志护理的原则　诚挚体贴,因人施护,避免刺激。

3. 七情致病与预防　情志正常,脏气调和;情志异常,内伤脏腑。七情不仅可以引起多种疾病的发生,而且对疾病的发展有重要影响,可导致病情的好转或恶化。预防七情致病的方法是保持乐观情绪和谨防七情过激。

4. 情志护理的方法　情志护理方法多种多样,临床运用可根据具体的病情适当选择合适的方法,以取得较好的效果。

（1）说理开导法：指通过运用正确、巧妙的语言，对病人进行劝说开导，端正病人对事物的看法，从而能自觉地调摄情志，提高战胜疾病的信心，积极配合治疗，使机体早日康复。说理开导法要针对病人不同的精神状态和个性特征，做到有的放矢，动之以情，晓之以理，喻之以例，明之以法，从而起到改善病人精神状态与躯体状况的目的。

（2）释疑解惑法：是指根据病人存在的心理疑虑，通过一定的方法，解除病人对事物的误解、疑惑，从而恢复健康。"杯弓蛇影"便是典型案例。对于此类病人，护理人员应向病人介绍与其病情相关的医学知识，为其阐明真相，剖析本质，从根本上解除病人的心理负担，使病人从迷惑中解脱出来。

（3）宣泄解郁法：是让病人把抑郁于胸中的不良情绪宣达、发泄出去，从而尽快恢复正常情志活动，维系愉悦平和心境的方法。对此类病人应适当地加以引导，通过谈心、疏导等方法，使病人能将心中的郁结宣泄出来，以达到化郁为畅、疏泄情志、减缓心理压力的目的。

（4）移情易性法：通过一定的方法和措施转移或改变人的情绪和注意力，以摆脱不良情绪的方法。移情易性的具体方法很多，应根据病人不同的心理特点、环境等采取不同的措施，灵活运用，帮助病人培养健康的兴趣和爱好，如琴棋书画移情法、运动移情法等。

（5）以情胜情法：是指有意识地采用一种情志抑制另一种情志，达到淡化，甚至消除不良情志，保持良好的精神状态的一种情志护理方法。以情胜情法主要包括采用悲哀、喜乐、惊恐、激怒、思虑等情志刺激，以纠正相应所胜的情志，但应注意临床运用并不能完全按照五行制胜的原理简单机械地生搬硬套，而是应根据具体情况具体分析。

（6）暗示法：指医护人员运用语言、情绪、行为、举止等给病人以暗示，从而使病人解除精神负担，相信疾病可以治愈，增强战胜疾病信心的治疗及护理方法。临床上有些病人，对疾病失去治疗信心，形成顽固的偏见，正面说理开导不易接受。此时可通过某种场合、某种情景或施以针灸、药物等方法，暗示其病因已解除，从而达到治疗目的。

（7）顺情从欲法：是指顺从病人的意志、情绪，满足病人的身心需要，以解除病人因情志意愿不遂所致病证的一种情志护理方法。病人在患病过程中，情绪多有反常，对此，先顺其情，从其意，有助于身心健康。对于病人心理上的欲望，在护理中应具体分析对待。若是合理的，条件又允许，应尽力满足其所求或所恶，如创造条件以改变其环境，或对其想法表示同情、理解和支持等，但是对于不切实际的想法、欲望，不能一味地迁就和纵容，而应当善意地、诚恳地进行说服教育。

**（四）饮食护理**

**1. 饮食调护的概念**　饮食调护是指在治疗疾病的过程中，根据辨证施治的原则，进行营养膳食方面的护理，注重调整阴阳，协调脏腑，损有余而补不足，使五脏功能旺盛，气血充实。

**2. 饮食的性味与功效**　饮食调护必须根据病人的体质、疾病的性质，选择不同性味的食物进行配膳，做到寒热相宜，五味调和，有益于健康。根据饮食的性味和功效可分为寒性食物、凉性食物、热性食物、温性食物、平性食物。

（1）寒性食物：性味苦寒、甘寒的食物，具有清热、泻火、解毒的功效，常用于实热证的调护。如苦瓜、海带、蟹、藕、西瓜、荞麦等。

（2）凉性食物：性味甘凉的食物，具有清热、养阴的功效，常用于虚热证的调护。如黄瓜、兔肉、草莓、柠檬、苹果、粟米等。

（3）热性食物：性味辛温、辛热的食物，具有温中散寒、益火助阳的功效，常用于各种阴寒内盛的实寒证的调护。如辣椒、桂皮、胡椒等。

（4）温性食物：性味甘温的食物，具有温中、补气、通阳、散寒的功效，常用于阳气虚弱的虚寒证或实寒证轻证的调护。如芫荽、韭菜、鳝鱼、杏、樱桃、糯米等。

（5）平性食物：性味平和，既没有寒凉之偏性，又没有温热之偏性，具有补益、和中的功效，常用于各类病人，尤其是疾病恢复期病人的调护。如菠菜、山药、牛乳、猪肉、葡萄、粳米等。

3. 饮食调养原则与要求　调养原则包括三因制宜,辨证施膳。调养要求包括饮食宜有节、卫生,平衡配膳,保持良好的进食习惯,注重食后护理等。

**（五）病情观察**

1. 病情观察的原则　运用中医基础理论指导病情观察;掌握证候传变规律。

2. 病情观察的方法　运用四诊的方法,观察病情变化;运用辨证方法分析病情;评价治疗与护理效果,及时修订护理措施。

（1）望诊:是指运用视觉,对病人全身和局部的病情,如色、神、形、态、头颈、五官、躯体、四肢、皮肤、络脉以及排泄物、舌象等,有目的地进行观察,以推断体内的变化,作为辨证施护的依据。

1）望神:重点在于观察目光、神情、气色和体态。包括得神、少神、失神、假神。

2）望面色:是通过观察病人面部颜色与光泽的变化,可以了解机体脏腑的虚实,气血的盛衰以及病证性质的变化。正常人的面色是红黄隐隐,明润含蓄,称为常色。病色是指人在疾病状态下,面部所显示的色泽。

3）望形态:通过观察病人的形体和姿态来诊察病情的方法。望形体是观察病人形体的强弱胖瘦及发育情况,以了解机体脏腑的虚实,气血的盛衰,邪正的消长。望姿态是观察病人的动静姿态及肢体的异常动作,以判断疾病的性质和邪正的虚实。

4）望头颈五官:通过重点观察病人头面、颈项、五官等局部变化,以诊察相应脏腑的病变情况。

5）望牙龈、咽喉:通过重点观察牙龈、咽喉部的局部变化,可诊察肺、肾、胃的病变。望牙龈主要观察牙龈的润燥、色泽和形态。望咽喉主要观察咽喉部色泽、形态和分泌物。

6）望皮肤:凡感受外邪或脏腑病变,均可通过经络反映于肌表。望皮肤主要是观察皮肤色泽、形态的变化以及斑疹的鉴别等。

7）望舌:观察舌象的主要内容包括望舌质和望舌苔。正常舌象为舌色淡红明润,舌苔薄白均匀,干湿适中,柔软灵活。望舌质是通过重点观察舌体有神无神、舌色变化、舌形的改变以及舌体的动静姿态改变,以诊察脏腑病变。望舌苔是主要观察苔色与苔质的异常变化。

8）望排出物:通过观察排出物(如痰涎、呕吐物、尿液、粪便)的形、色、质、量的变化,以了解各相关脏腑的病变和邪气的性质。

9）望小儿示指络脉:通过观察3岁以内的小儿示指内侧络脉形色的变化,来判断疾病性质及转归预后。小儿正常示指络脉隐隐显露,色淡红略紫。

（2）闻诊:通过听声音和嗅气味以了解病人病情变化。

1）听声音:是指通过听病人的语言、呼吸、咳嗽、呕吐、呃逆等各种声响,来判断疾病的寒热虚实。

2）嗅气味:通过嗅辨病人身体之气,其分泌物、排泄物之气以及所居病室之气的变化,以诊察疾病的方法。

（3）问诊:在望诊、闻诊的基础上,通过有目的地询问病人本人或陪诊者,以了解病情的一种方法。问诊的主要内容包括病人的一般情况、主诉、现病史、既往史、个人生活史、家族史等。现病史包括疾病的发生、发展、治疗经过,现在症状和其他与疾病有关的情况,其中现在症状是当前病理变化的反应,是辨病和辨证的重要依据,问现在症的主要内容包括问寒热、问汗、问疼痛、问头身胸腹不适、问耳目、问睡眠、问饮食口味、问二便、问经带、问小儿。

（4）切诊:是医护人员用手在病人体表的一定部位进行触、摸、按、压,以了解疾病内在变化和体表反应的一种诊察方法。切诊包括脉诊和按诊。

1）脉诊:指对病人身体某些特定部位的动脉进行切按,体验脉动应指的形象,以了解病情的一种方法。通过观察脉象,可以判断疾病的病位,推断疾病的预后。

2）按诊:对病人的肌肤、手足、脘腹及其他病变部位施行触摸按压,以测知局部冷热、软硬、压痛、痞块或其他异常变化,从而推断疾病的部位、性质和病情的轻重等情况。

（六）预防护理

1. 预防护理的概念　预防护理是在中医基本理论指导下，采取一定的措施，以防止疾病的发生、发展、传变或复发。

2. 中医预防护理的内容

（1）治未病的护理：包括未病先防和既病防变。

1）未病先防：是指在疾病未发生之前，采取各种预防措施以防止疾病的发生。首先应护正气以抵外邪，正气充足，阴阳气血旺盛，脏腑功能健全，机体抗病能力强，故调养正气是提高抗病能力的关键。可采取的措施包括：适时起居，劳逸结合；调理饮食，顾护脾胃；调摄精神，锻炼身体；房劳有度，保精抗衰等。其次应避虚邪以安其正，注意避免病邪的侵害。可采取的措施包括：慎避邪气；药物预防等。

2）既病防变：是指在发生疾病以后要早期诊断、早期治疗，防止疾病的进一步发展与传变。护理工作的重点是观察病情变化，给予及时的护理。

（2）预防复病的护理：预防疾病复发是护理工作的重点之一，而病证后期调护则是关键。如果调护合理，可使病邪彻底祛除，脏腑功能完全恢复。如果调护不当，可使病邪在体内复燃，脏腑功能失调，导致疾病复发。因此，在病证后期适时起居，合理饮食，适当加强锻炼，注重情志调摄等，对于疾病的康复是非常有益的。防止因外邪、因食、因情、因劳、因药复病。

# 三、习　　题

（一）选择题

A₁型题

1. 病人起居适应四时气候变化应遵循的原则是
　　A. 标本缓急　　　　　　　　B. 扶正祛邪　　　　　　　　C. 因地施护
　　D. 春夏养阳，秋冬养阴　　　E. 因人施护

2. 所居病室宜温暖的病人是
　　A. 热证　　　　　　　　　　B. 阳虚证　　　　　　　　　C. 肝阳上亢证
　　D. 阴虚证　　　　　　　　　E. 肝风内动证

3. 适合室内温度偏低的病人是
　　A. 阴虚者　　　　　　　　　B. 感受风寒者　　　　　　　C. 身体虚弱者
　　D. 阳虚者　　　　　　　　　E. 年长者

4. "杯弓蛇影"这个典故所运用的情志护理方法是
　　A. 说理开导法　　　　　　　B. 释疑解惑法　　　　　　　C. 顺情从欲法
　　D. 以情胜情法　　　　　　　E. 移情易性法

5. 七情过极，可采用以情胜情法，若怒伤肝，应采用
　　A. 以思胜之　　　　　　　　B. 以恐胜之　　　　　　　　C. 以悲胜之
　　D. 以怒胜之　　　　　　　　E. 以喜胜之

6. 适合于热证、阳证病人食用的食物是
　　A. 鳝鱼　　　B. 红糖　　　C. 花椒　　　D. 黄瓜　　　E. 荔枝

7. 适宜春季食用的食物是
　　A. 清淡养阴之品　　　　　　B. 辛温升散之品　　　　　　C. 滋阴潜阳之品
　　D. 滋阴润肺之品　　　　　　E. 滋阴柔肝之品

8. 冬季不宜食用的食物是
　　A. 狗肉　　　B. 牛肉　　　C. 鸡蛋　　　D. 苦瓜　　　E. 鳖

9. 适合食用滋阴润肺之品的季节是
   A. 冬季          B. 夏季          C. 长夏          D. 秋季          E. 春季

10. 属于温热性食物的是
   A. 海带          B. 芦笋          C. 甘蔗          D. 丝瓜          E. 糯米

11. 属于寒凉性食物的是
   A. 枇杷          B. 石榴          C. 杏            D. 鸡肉          E. 高粱

12. 体型肥胖者宜食用的食物是
   A. 清淡之品                    B. 温热之品                    C. 油腻之品
   D. 厚味之品                    E. 滋补之品

13. 产后哺乳期间,不宜食用的食物是
   A. 温热熟食                    B. 清淡温补类                  C. 粥类
   D. 鲫鱼汤                      E. 寒凉生冷之品

14. 关于饮食调护的叙述中,**错误**的是
   A. 西北高原地区的居民宜食温热、生津、润燥的食物
   B. 体瘦者宜食滋阴生津、补血的食物
   C. 妊娠期饮食宜凉,哺乳期饮食宜温
   D. 儿童宜食健脾开胃的食物
   E. 冬季饮食忌食辛燥、温热之品

15. 冬季起居应遵循的原则是
   A. 早卧早起                    B. 早卧晚起                    C. 不拘时间
   D. 夜卧早起                    E. 夜卧晚起

16. 口闭难开,牙关紧闭,称为
   A. 口撮          B. 口噤          C. 口喎          D. 口动          E. 口张

17. 观察病情时,若见病人面色为青色,所主病证**不包括**
   A. 寒证          B. 湿证          C. 痛证          D. 瘀血          E. 惊风

18. 观察病情时,若见病人面色为黑色,所主病证为
   A. 瘀血          B. 虚热证        C. 惊风          D. 实热证        E. 失血

19. 观察病情时,若见病人面色为黄色,所主病证为
   A. 热证          B. 虚证          C. 痛证          D. 瘀血          E. 惊风

20. 若见病人坐而喜伏,少气懒言,则属
   A. 痰湿阻肺                    B. 水气痰饮                    C. 肺实气逆
   D. 肺虚气弱                    E. 痰饮停肺

21. **不属于**斑的特征是
   A. 色紫暗                      B. 点大成片                    C. 平铺于皮肤
   D. 摸之碍手                    E. 形如锦文

22. 痰中带血,血色鲜红者,多属
   A. 痰热郁肺                    B. 脾肺气虚                    C. 热伤肺络
   D. 肝火犯肺                    E. 痰浊阻肺

23. 咳吐脓血痰,气味腥臭者,多属
   A. 肺痈          B. 白喉          C. 肺痿          D. 肺痨          E. 顿咳

24. 若见病人口唇淡白,多属
   A. 热盛伤津                    B. 气滞血瘀                    C. 血虚

D. 阴虚火旺　　　　　　　　　　E. 脾胃蕴热

25. **不属于**正常舌象的是
    A. 舌体柔软　　　　　　　　B. 舌色淡红　　　　　　　　　C. 舌质淡嫩
    D. 舌苔均匀　　　　　　　　E. 薄白而湿润

26. 多与齿痕舌并见的舌象是
    A. 胖大舌　　　B. 瘦薄舌　　　C. 裂纹舌　　　D. 芒刺舌　　　E. 歪斜舌

27. 舌体震颤抖动,不能自主,多为
    A. 热盛伤津　　　　　　　　B. 肝风内动　　　　　　　　　C. 风痰阻络
    D. 热入心包　　　　　　　　E. 气滞血瘀

28. **不属于**异常舌态者的是
    A. 强硬　　　B. 痿软　　　C. 短缩　　　D. 点刺　　　E. 歪斜

29. 提示邪气渐盛的舌苔变化是指
    A. 舌苔由厚变薄　　　　　　B. 舌苔由薄变厚　　　　　　　C. 舌苔由润变燥
    D. 舌苔由多变少　　　　　　E. 舌苔骤增骤退

30. 呕吐物酸腐且夹杂未消化的食物,多属
    A. 伤食　　　　　　　　　　B. 痰饮　　　　　　　　　　　C. 脾肾阳虚
    D. 寒邪犯胃　　　　　　　　E. 肝胆湿热

31. 腻苔的特征是
    A. 苔质疏松粗大　　　　　　B. 舌苔水滑　　　　　　　　　C. 苔质细腻致密
    D. 苔质颗粒不清　　　　　　E. 舌苔干燥,扪之无津

32. 若见病人的舌苔为黄腻苔,多为
    A. 湿热内蕴　　　　　　　　B. 热盛伤津　　　　　　　　　C. 湿寒内困
    D. 疫疠初起　　　　　　　　E. 暑热偏盛

33. 若病人醒时经常汗出,活动更甚者,称为
    A. 盗汗　　　B. 绝汗　　　C. 战汗　　　D. 大汗　　　E. 自汗

34. **不属于**得神表现的是
    A. 目光精彩　　　　　　　　B. 神志清楚　　　　　　　　　C. 颧赤如妆
    D. 面色荣润　　　　　　　　E. 呼吸调匀

35. 若病人恶寒发热同时并见,多见于
    A. 疟疾　　　　　　　　　　B. 湿温病　　　　　　　　　　C. 外感表证
    D. 半表半里证　　　　　　　E. 阳明病

36. 五更泄泻的主要病机是
    A. 食饮内停　　　　　　　　B. 肝脾不和　　　　　　　　　C. 大肠湿热
    D. 脾肾阳虚　　　　　　　　E. 肠虚滑脱

37. 判断胃气渐复可见于
    A. 舌苔剥脱部位时时转移　　　　　　　　　B. 舌苔剥脱后复生薄白之苔
    C. 未剥脱处似有腻苔　　　　　　　　　　　D. 未剥脱处似有滑苔
    E. 剥脱处全无舌苔

38. 妇女带下黄臭多属
    A. 脾虚生湿　　　　　　　　B. 湿热下注　　　　　　　　　C. 肝经郁热
    D. 肾气不固　　　　　　　　E. 脾胃阳虚

39. "见肝之病,知肝传脾,当先实脾"体现的护理原则是

  A. 既病防变       B. 同病异护       C. 护病求本

  D. 预防复病       E. 未病先防

40. 属于"避虚邪以安其正"的措施是

  A. 房劳有度       B. 药物预防       C. 调摄精神

  D. 劳逸结合       E. 饮食有节

41. **不属于**"护正气以抵外邪"的措施是

  A. 调理饮食       B. 保精抗衰       C. 适时起居

  D. 避免病邪侵袭       E. 加强锻炼

42. **不属于**闻诊内容的是

  A. 耳鸣    B. 呼吸    C. 咳嗽    D. 太息    E. 呕吐

43. 顿咳最常见于

  A. 小儿    B. 青年人    C. 老年人    D. 男性    E. 女性

44. 嗳气频作且声音响亮,常随情志变化而增减,多为

  A. 食滞胃脘       B. 寒邪客胃       C. 胃肠实热

  D. 肝气犯胃       E. 胃虚气逆

45. 神志不清,语言重复,声音低微者,称为

  A. 谵语    B. 独语    C. 郑声    D. 呓语    E. 错语

46. 阴虚或气阴两虚证,可见于

  A. 战汗    B. 绝汗    C. 盗汗    D. 大汗    E. 自汗

47. 脾胃虚弱导致脘腹疼痛的特点是

  A. 隐痛    B. 胀痛    C. 灼痛    D. 窜痛    E. 绞痛

48. 病证后期调护的措施中,错误的是

  A. 扶正助卫             B. 慎避外邪

  C. 注意忌口             D. 调畅情志

  E. 热病者,宜温养,应防其过寒

**A₂ 型题**

1. 病人,男,40 岁。脘腹痞闷,泛恶欲吐,口淡不渴,面色淡黄而兼虚浮。其面色表现多见于

  A. 脾虚湿盛       B. 阳虚水泛       C. 气血俱虚

  D. 痰湿内盛       E. 脾胃虚寒

2. 病人,女,68 岁。平素身体虚弱,久病卧床,时常表现为卧时身重懒动,面常向里,喜静嗜卧。多属

  A. 阳证、热证       B. 阳证、实证       C. 热证、实证

  D. 阴证、实证       E. 阴证、寒证、虚证

3. 病人,男,70 岁。面色无华,四肢不温,大便溏稀,舌淡苍白,脉细弱。该病人适宜的病室温度应调摄至

  A. 10~12℃       B. 13~15℃       C. 16~19℃

  D. 20~26℃       E. 27~30℃

4. 病人,男,23 岁。恶寒发热 3 天,伴有鼻塞流浊涕,头痛咽痛,咳嗽,口干,稍有汗出,舌尖红,苔薄黄,脉浮数。其病证属于

  A. 风热表证       B. 风热犯肺       C. 痰湿阻肺

  D. 痰热壅肺       E. 阴虚肺燥

5. 病人,女,45 岁。眩晕 1 天,因工作不顺利,情绪激动,急躁易怒加重,自觉口苦咽干。采用以

情胜情的护理方法是

    A. 以悲胜之                B. 以怒胜之                C. 以思胜之

    D. 以喜胜之                E. 以恐胜之

6. 病人,女,63 岁。因天气骤变,感受风寒,出现呼吸困难,短促急迫,甚则张口抬肩,鼻翼煽动,难以平卧的症状。该病人的证候应属于

    A. 喘          B. 哮          C. 短气          D. 太息          E. 气粗

7. 病人,男,78 岁。眩晕 15 年,近 1 年加重,头目胀痛,耳鸣,急躁易怒,心悸健忘,失眠多梦,腰膝酸软,面红目赤,步履不稳,舌红苔黄,脉弦数。目前该病人病情观察的重点是

    A. 面红目赤,急躁易怒         B. 耳鸣,腰膝酸软         C. 心悸健忘,失眠多梦

    D. 舌红苔黄,脉弦数         E. 头目胀痛,步履不稳

8. 病人,女,53 岁。精神萎靡,面色晦暗无华,目光无彩,表情呆滞,反应迟钝,呼吸微弱。属于

    A. 少神         B. 失神         C. 假神         D. 神乱         E. 得神

9. 病人,男,30 岁。腹泻 1 天,发病急骤,因进食不洁食物后,立即出现腹痛,里急后重,排水便样。该病人饮食调护的最佳食物是

    A. 膏粱厚味                B. 清淡饮食                C. 辛辣食物

    D. 凉硬食物                E. 温热食物

10. 病人,女,34 岁。带下量多稀白,伴头晕耳鸣,神疲倦怠,四肢不温,舌淡,苔白,脉缓弱。多属

    A. 湿毒内结                B. 湿热下注                C. 肝经郁热

    D. 肝郁气滞                E. 脾肾阳虚

11. 患儿,女,5 岁。患儿久病,面色苍白,却时而泛红如妆。多属

    A. 心火上炎                B. 阳明经热                C. 阴虚火旺

    D. 虚阳浮越                E. 肝阳上亢

12. 病人,女,26 岁。恶寒发热 1 天,伴有头身疼痛,无汗,鼻塞流涕,脉浮紧。其舌苔应为

    A. 白厚苔         B. 薄白苔         C. 黄腻苔         D. 花剥苔         E. 白腻苔

13. 病人,女,44 岁。腹泻日久,时轻时重,进食不当则便次增多,夹有不消化的食物,伴有食少腹胀,面色萎黄,神疲乏力,舌淡苔白滑腻,脉弱,辨证为脾虚泄泻。其饮食禁忌是

    A. 羹汤类                B. 清淡类                C. 面食

    D. 粥食类                E. 肥甘厚味之品

14. 病人,男,36 岁。患胃病 10 年,近 1 周来干呕时作,口渴心烦,胃脘隐痛,知饥而不欲饮食,便结溲黄,舌红少苔,脉弦细。其病证属于

    A. 食滞胃脘                B. 胃火炽盛                C. 胃阴亏虚

    D. 肝气犯胃                E. 脾胃虚弱

15. 病人,男,28 岁。高热,大汗出,面红目赤,口渴欲冷饮,大便干结,小便短赤,舌红苔黄。其脉象可见

    A. 沉脉         B. 洪脉         C. 涩脉         D. 弦脉         E. 迟脉

**A₃ 型题**

(1~3 题共用题干)

病人,男,20 岁。因受凉,出现恶寒发热,无汗,头身疼痛,鼻流清涕等症状,苔薄白,脉浮紧。

1. 该病人的证候属于

    A. 热证         B. 寒证         C. 里证         D. 虚证         E. 阳证

2. 该病人居住的病室温度宜

    A. 10~12℃                B. 13~15℃                C. 16~19℃

D. 20~26℃　　　　　　　　　　E. 27~30℃

3. 适宜食用的食物是
   A. 清淡之品　　　　　　　B. 辛香燥烈之品　　　　　　C. 油腻之品
   D. 寒凉、酸性之品　　　　E. 滋补之品

### A₄型题

（1~4题共用题干）病人，女，50岁。因胃部隐痛1个月来医院就诊，门诊以"胃痛"收入院。病人胃痛绵绵，空腹尤甚，得食则缓，喜热喜按，神疲乏力，手足不温，大便多溏，舌质淡而胖，苔薄白，脉沉细。

1. 该病人病变所在的脏腑为
   A. 肝、肾　　　B. 肾、胆　　　C. 脾、胃　　　D. 心、肾　　　E. 肝、胆

2. 该病人的证候属于
   A. 表证　　　B. 寒证　　　C. 热证　　　D. 阳证　　　E. 实证

3. 该病人居住的病室温度宜调至
   A. 10~12℃　　　　　　　　B. 13~15℃　　　　　　　　C. 16~19℃
   D. 20~26℃　　　　　　　　E. 27~30℃

4. 若病人经治疗后病情好转，即将出院，对其饮食指导**不正确**的是
   A. 饮食宜清淡、易消化　　　　　　B. 宜少食多餐
   C. 饮食宜清养，适当食用燥烈之品　　D. 不宜进食油腻之品
   E. 注意忌口

### B₁型题

   A. 桃　　　B. 草莓　　　C. 紫菜　　　D. 山药　　　E. 荔枝

1. 属于寒性食物的是
2. 属于平性食物的是
   A. 以思胜之　　　　　　　B. 以喜胜之　　　　　　　C. 以恐胜之
   D. 以悲胜之　　　　　　　E. 以怒胜之

3. 七情过极，可采用以情胜情法，若忧伤肺，应采用
4. 七情过极，可采用以情胜情法，若喜伤心，应采用
   A. 藕　　　B. 菠菜　　　C. 猪肉　　　D. 南瓜　　　E. 韭菜

5. 适合于实热证病人的食物是
6. 适合于虚寒证病人的食物是
   A. 移情易性法　　　　　　B. 说理开导法　　　　　　C. 以情胜情法
   D. 宣泄解郁法　　　　　　E. 释疑解惑法

7. 对于心存疑惑的病人，宜采用的情志护理方法是
8. 对于将注意力整日集中在疾病上的病人，宜采用的情志护理方法是
   A. 阳气不足　　　　　　　B. 营血气虚　　　　　　　C. 阳气暴脱
   D. 脾胃气虚　　　　　　　E. 虚阳上越

9. 若见病人面色萎黄，多为
10. 若见病人颧红如妆，多为
    A. 苔质疏松，颗粒粗大　　B. 舌苔水滑　　　　　　　C. 苔质细腻致密
    D. 苔质颗粒不清　　　　　E. 舌苔干燥，扪之无津

11. 燥苔的特征是
12. 腐苔的特征是

A. 脾肾阳虚      B. 气血两虚      C. 伤食泄泻

D. 瘀血内阻      E. 湿热下痢

13. 若见病人腹痛泄泻,泻下酸腐,泻后痛减者,其证多属

14. 若见病人,便下脓血,里急后重者,其证多属

A. 自汗      B. 战汗      C. 盗汗

D. 半身汗      E. 手足心汗

15. 阳虚病人可见

16. 阴虚病人可见

A. 寒痰      B. 热痰      C. 燥痰      D. 湿痰      E. 肺痈

17. 痰少而黏,难以咳出者,多属

18. 痰黄稠有块者,多属

19. 痰稀白量多者,多属

20. 痰量多白滑易咳者,多属

A. 口渴喜冷饮,渴不多饮      B. 渴喜热饮,饮水不多

C. 口干但欲漱口,不欲饮      D. 渴不欲饮

E. 口渴多饮

21. 湿热内蕴的病人可见

22. 痰饮内停的病人可见

A. 镜面舌    B. 裂纹舌    C. 痿软舌    D. 颤动舌    E. 齿痕舌

23. 若见病人的舌体震颤抖动,则为

24. 若见病人舌面光滑无苔,则为

A. 淡紫舌    B. 红绛舌    C. 青紫舌    D. 淡红舌    E. 淡白舌

25. 阳虚证病人的舌色是

26. 里热亢盛和阴虚火旺都可见到的舌象是

## X型题

1. 调节病室环境的护理措施中,正确的是

A. 夏季易感暑热,应经常开窗通风,保持病室内空气流通

B. 阳虚证病人宜安排在室温偏低的阴面房间

C. 年老体弱者宜安排在室温偏高的阳面房间

D. 阴虚证病人,病室内的湿度宜偏低

E. 有眼病的病人,病室内的光线宜暗

2. 适合安置在室内湿度偏高环境中的病人是

A. 风寒湿痹证      B. 阴虚肺热证      C. 阳虚证

D. 痰湿阻肺证      E. 阴虚动风证

3. 适合安置在室温偏高环境中的病人是

A. 风热感冒      B. 阳虚腰痛      C. 胃寒呕吐

D. 阴虚咳嗽      E. 风热咳嗽

4. 生活起居护理的叙述中,正确的是

A. 夏季起居宜晚卧早起,不厌晨光

B. 春季起居宜早卧早起,舒展形体

C. 秋季应注意防寒保暖,使阴精藏而不泄

D. 冬季起居宜早卧晚起,不扰动阳气

E. 肝风内动的病人,室内光线宜明亮

5. 情志对人体脏腑气机的影响,正确的是
    A. 思则气乱                B. 怒则气结              C. 恐则气下
    D. 悲则气消                E. 喜则气缓

6. 情志护理的原则包括
    A. 保持心情舒畅          B. 诚挚体贴              C. 因人施护
    D. 避免不良刺激          E. 及时消除烦恼

7. 脾胃虚弱病人应慎用的食物是
    A. 平性食物                B. 寒性食物              C. 热性食物
    D. 清性食物                E. 凉性食物

8. **不符合**饮食调护基本要求的是
    A. 饮食宜有节                            B. 饮食宜随意
    C. 饮食宜清淡                            D. 饮食宜三因制宜
    E. 食后应边摩腹边卧床休息

9. 正确的饮食调护包括
    A. 西北高原地区的居民宜食清淡祛湿的食物
    B. 体瘦者宜食滋阴生津、补血的食物
    C. 妊娠期饮食宜热,哺乳期饮食宜凉
    D. 老年人宜食温热熟软之品
    E. 儿童宜食健脾开胃的食物

10. 情志护理的叙述中,正确的是
    A. 保持乐观的情绪,可以预防七情致病
    B. 男性属阳,多易为狂喜、大怒而致病
    C. 女性属阴,多易为惊恐而致病
    D. 情志异常,内伤脏腑
    E. 老年人多易为思虑而致病

11. 夏季**不宜**多食的食物是
    A. 冬瓜      B. 鳝鱼      C. 乌梅      D. 绿豆      E. 羊肉

12. 闻诊的内容包括
    A. 呃逆                  B. 呕吐物气味          C. 咳嗽
    D. 嗳气                  E. 耳鸣

13. 既病防变的护理内容包括
    A. 调摄情志              B. 观察病情,早起诊治     C. 劳逸适度
    D. 及时护理,防止传变      E. 加强饮食调护

14. 中医治未病的护理包括
    A. 既病防变              B. 防止因情复病        C. 防止因劳复病
    D. 防止因药复病        E. 未病先防

15. 未病先防的护理内容包括
    A. 加强锻炼             B. 早期诊治           C. 药物预防
    D. 防止疾病传变      E. 防止病邪侵袭

16. 病证后期调护的措施中,正确的是
    A. 防形体劳倦                            B. 防止因药复病

C. 不必忌口                                          D. 调畅情志

E. 寒病者,偏于清养,但不宜过燥

## (二)名词解释

1. 生活起居护理

2. 起居有常

3. 劳逸适度

4. 情志护理

5. 移情易性法

6. 以情胜情法

7. 顺情从欲法

8. 饮食调护

9. 饮食有节

10. 但寒不热

11. 但热不寒

12. 嗜睡

13. 望诊

14. 望神

15. 芒刺舌

16. 未病先防

17. 既病防变

18. 劳复

## (三)填空题

1. 中医基本护理的内容有_____、_____、_____、_____和_____。

2. 预防七情致病的方法有_____和_____。

3. 移情易性的方法有_____和_____。

4. 情志异常,影响脏腑气机,怒则气_____,思则气_____。

5. 饮食有节是指饮食应_____和_____。

6. 饮食调养的原则包括_____和_____。

7. 望神的重点在于观察病人的_____,_____,_____和_____。

8. 情志异常对机体的影响包括_____,_____和_____。

9. 病情观察的基本原则是_____和_____。

10. 观察舌象的主要内容包括望_____和望_____。

11. 望舌质的重点在于观察舌体的_____、_____、_____、_____。

12. 若病人的舌苔为薄苔,说明病邪在_____,病情较_____。

13. 望舌形要观察舌体的_____变化;望舌态要观察舌体的_____变化。

14. 闻诊的主要内容包括_____和_____。

15. 切诊包括_____和_____两部分。

16. 治未病的护理包括_____和_____。

17. 中医预防护理的内容包括_____和_____。

## (四)简答题

1. 中医基本护理包括哪些内容?

2. 如何做到调摄环境,慎避外邪?

3. 情志护理有哪些基本原则？

4. 需要给病人实施移情易性时,可采用的具体方法有哪些?

5. 饮食调养中如何做到平衡配膳?

6. 饮食调养的要求有哪些?

7. 问诊包括哪些内容?

8. 预防复病的护理包括哪些内容?

9. 在护理工作中如何做到既病防变?

10. 未病先防的护理措施有哪些?

**(五)病例分析题**

1. 病人,男,56岁。咳嗽痰多2年余,清晨、傍晚阵咳较剧,甚至影响睡眠,痰色白稠,声重浊,胸闷,食少纳呆,舌苔白腻,脉滑。今日收入院治疗。

(1) 若条件允许应如何安排病人的床位?

(2) 根据护理原则,应采取哪些护理措施调节病室环境?

(3) 如何指导病人的日常饮食?

2. 病人,女,75岁。眩晕10年,近一年加重,头目胀痛,耳鸣,急躁易怒,心悸健忘,失眠多梦,腰膝酸软,面红目赤,步履不稳,舌红苔黄,脉弦数。查体:血压140/80mmHg。化验:血红蛋白正常。今日收入院治疗。

(1) 对该病人进行病情观察时,主要观察内容有哪些?

(2) 如何对病人进行情志护理?

(3) 如何指导病人的生活起居?

3. 病人,女,29岁。两天前因气候突变,外出受凉,出现恶风寒,发热,体温39℃,无汗身痛,咳痰清稀等症。今日体温上升至39.8℃,咳嗽加重而来医院就诊。现症见高热、咳喘、胸闷,痰多色黄而黏,口渴思饮,烦躁不安,舌红苔黄,脉滑数。今日收入院治疗。

(1) 对该病人进行病情观察时,主要的观察内容有哪些?

(2) 如何指导病人的生活起居?

(3) 如何对病人进行饮食指导?

# 四、参考答案

**(一)选择题**

**A₁型题**

1. D　　2. B　　3. A　　4. B　　5. C　　6. D　　7. B　　8. D　　9. D　　10. E

11. A　　12. A　　13. E　　14. E　　15. B　　16. B　　17. B　　18. A　　19. B　　20. D

21. D　　22. C　　23. A.　　24. C　　25. C　　26. A　　27. B　　28. D　　29. B　　30. A

31. C　　32. A　　33. E　　34. C　　35. E　　36. D　　37. E　　38. E　　39. A　　40. B

41. D　　42. A　　43. A.　　44. D　　45. C　　46. C　　47. A　　48. E

**A₂型题**

1. A　　2. E　　3. D　　4. A　　5. A　　6. A　　7. E　　8. B　　9. B　　10. E

11. D　　12. B　　13. E　　14. C　　15. B

**A₃型题**

1. B　　2. D　　3. A

A$_4$ 型题

1. C    2. B    3. D    4. C

B$_1$ 型题

1. C    2. D    3. B    4. C    5. A    6. E    7. E    8. A    9. D    10. E

11. E    12. A    13. C    14. E    15. A    16. C    17. C    18. B    19. A    20. D

21. A    22. B    23. D.    24. A    25. E    26. B

X 型题

1. ACE        2. BE        3. BC        4. AD        5. CDE

6. BCD        7. BE        8. BE        9. BDE        10. ABDE

11. BE        12. ABCD        13. BD        14. AE        15. ACE

16. ABD

（二）名词解释

1. 生活起居护理：是对病人生活起居方面进行科学的安排和合理的照料。

2. 起居有常：主要是指起卧作息和日常生活中的各个方面都有一定的规律并合乎自然界和人体的生理常度。

3. 劳逸适度：是指在病情允许的情况下，病人要保持适度的活动与休息，做到动静结合，形劳而不倦。

4. 情志护理：是指在护理工作中，以中医基础理论为指导，注意观察了解病人的情志变化，掌握其心理状态，设法防止和消除病人的不良情绪状态，从而达到预防和治疗疾病目的的一种方法。

5. 移情易性法：是通过一定的方法和措施转移或改变人的情绪和注意力，以摆脱不良情绪的方法。

6. 以情胜情法：是指有意识地采用一种情志抑制另一种情志，达到淡化，甚至消除不良情志，保持良好的精神状态的一种情志护理方法。

7. 顺情从欲法：是指顺从病人的意志、情绪，满足病人的身心需要，以解除病人因情志意愿不遂所致病证的一种情志护理方法。

8. 饮食调护：是指在治疗疾病的过程中，根据辨证施治的原则，进行营养膳食方面的护理，注重调整阴阳，协调脏腑，损有余而补不足，使五脏功能旺盛，气血充实。

9. 饮食有节：是指饮食要适度而有节制，即进食应定量、定时。

10. 但寒不热：病人只觉怕冷，而不发热，多为里寒证；久病畏寒，多为阳虚证。

11. 但热不寒：病人只发热，不恶寒，兼口渴便秘，多为里热证。

12. 嗜睡：睡意浓深，不分昼夜，时时欲睡，呼之即醒，醒之欲寐，也称多寐。

13. 望诊：是指运用视觉，对病人全身和局部的病情，如色、神、形、态、头颈、五官、躯体、四肢、皮肤、络脉以及排泄物、舌象等，有目的地进行观察，以推断体内的变化，作为辨证施护的依据。

14. 望神：是通过观察人体生命活动的整体表现来判断病情的方法。神是人体生命活动的总称，广义的神是指人体生命活动的外在表现，狭义的神是指人的精神、意识、思维和情志活动。

15. 芒刺舌：舌面乳头增生、肥大、高起如刺，摸之棘手，为芒刺舌，多因里热炽盛，邪热内结所致。

16. 未病先防：是指在疾病未发生之前，做好各种预防措施以防止疾病的发生。

17. 既病防变：是指在发生疾病以后要早期诊断、早期治疗，防止疾病的进一步发展与传变。

18. 劳复：是指病后初愈，因形体劳倦或劳伤心神或房劳过度等引起疾病的复发。

（三）填空题

1. 生活起居护理、情志护理、饮食护理、病情观察、预防护理

2. 保持乐观情绪、谨防七情过激

3. 琴棋书画移情法、运动移情法

4. 上、结

5. 定量、定时

6. 三因制宜、辨证施膳

7. 目光、神情、气色、体态

8. 直接伤及脏腑、影响脏腑气机、影响疾病的转归

9. 运用中医基础理论指导病情观察、掌握证候传变规律

10. 舌质、舌苔

11. 神、色、形、态

12. 表、轻

13. 形状、动态

14. 听声音、嗅气味

15. 脉诊、按诊

16. 未病先防、既病防变

17. 治未病、预防复病

**（四）简答题**

1. 答:中医基本护理包括生活起居护理、情志护理、饮食护理、病情观察、预防护理。

2. 答:六淫致病多与季节气候、居室环境密切相关。护理人员应主动掌握四时气候变化的规律,为病人创造良好的休养环境。病室宜空气流通;病室应保持安静、整洁;病室温、湿度要适宜;病室光线要适宜等。

3. 答:情志护理是指在护理工作中,以中医基础理论为指导,注意观察了解病人的情志变化,掌握其心理状态,设法防止和消除病人的不良情绪状态,从而达到预防和治疗疾病目的的一种方法。情志护理的基本原则包括诚挚体贴、因人施护、避免刺激。

4. 答:移情易性法通过一定的方法和措施转移或改变人的情绪和注意力,以摆脱不良情绪的方法。移情易性的具体方法很多,应根据病人不同的心理特点、环境等采取不同的措施,灵活运用,帮助病人培养健康的兴趣和爱好。可采用的具体方法有琴棋书画移情法、运动移情法等。

5. 答:由于各种食物中所含有的营养成分不同,只有做到各种食物兼而有之、全面搭配,才能使人体得到均衡的营养,满足各种生理活动的基本需要,有益于人体的健康。①种类多样,合理膳食:粮谷、肉类、蔬菜、果品等是饮食的主要组成内容,具有补益精气的作用。②谨和五味,寒热调和:五味对人体的作用各不相同,五味调和,有利于健康。此外食物也有寒热温凉的不同性质,若过分偏嗜寒或热,能导致人体阴阳的失调,发生某些病变。

6. 答:饮食调护是养生防病的重要环节,必须遵循一定的原则和法度,以达到恢复元气,疗疾去病,改善机体功能的目的。饮食调养的基本要求包括饮食有节、平衡配膳、饮食宜卫生、保持良好的进食习惯、注重食后护理。

7. 答:问诊的主要内容包括病人的一般情况、主诉、现病史、既往史、个人生活史、家族史等。现病史包括疾病的发生、发展、治疗经过,现在症状和其他与疾病有关的情况,其中现在症状是当前病理变化的反应,是辨病和辨证的重要依据,因此是问诊的主体内容。问现在症的主要内容有:问寒热、问汗、问疼痛、问头身胸腹不适、问耳目、问睡眠、问饮食口味、问二便、问经带、问小儿等。

8. 答:预防疾病复发是护理工作的重点之一,而病证后期调护则是关键。在病人病后正气渐复,邪气已衰,脏腑功能逐渐恢复,疾病好转,已趋于痊愈的时期,如果调护合理,可使病邪彻底祛除,脏腑功能完全恢复。预防复病的护理包括防止因外邪复病、防止因食复病、防止因情复病、防止因劳复病、防止因药复病。

9. 答:既病防变是指在发生疾病以后要早期诊断、早期治疗,防止疾病的进一步发展与传变。护理工作的重点:①观察病情,早期诊治:护理人员应通过对病情的观察和综合分析,判断病因、病性、病证,为医生的早期诊断、及时治疗提供可靠的依据,防止疾病的进一步发展和变化。②及时护理,防止传变:在临床护理工作中,要密切观察病人病情变化,掌握其疾病发生发展和传变的规律,实施预见性治疗与护理,阻断其病传途径,先安未受邪之地,防止疾病的发展与传变。

10. 答:未病先防是指在疾病未发生之前,做好各种预防措施以防止疾病的发生。首先应护正气以抵外邪,正气充足,阴阳气血旺盛,脏腑功能健全,机体抗病能力强,故调养正气是提高抗病能力的关键,可采取的措施包括:适时起居,劳逸结合;调理饮食,顾护脾胃;调摄精神,锻炼身体;房劳有度,保精抗衰等。其次应避虚邪以安其正,病邪疫毒是导致疾病发生的重要条件,因此未病先防除了要养护人体的正气以外,还应注意避免病邪的侵害。可采取的措施包括:慎避邪气,药物预防等。

### (五)病例分析题

1. 答:(1)在条件允许的情况下,护理人员应把此病人安排在室温偏高,以 20~26℃ 为宜,且室内湿度宜低的病室。

(2)护理人员应主动掌握四时气候变化的规律,做到春防风,夏防暑,长夏防湿,秋防燥,冬防寒,为病人创造良好的休养环境。病室经常通风换气,可使病人神清气爽,肺气宣通,气血通畅,食欲增进,有利于疾病康复,但在通风时注意保暖,避免寒邪侵犯;病室应保持安静整洁;室内光线宜充足。

(3)饮食上指导病人宜食富含维生素的清淡素食,如青菜等,忌食油腻、辛辣、烟酒、甜黏、生冷之品。

2. 答:(1)该病人病情观察的内容是:病人的头目胀痛、步履不稳的严重程度、情志状态以及血压变化。

(2)情志护理时首先应告知病人以理抑之,即以理性克服情志上的冲动,使七情不致过激。其次应告知病人养性避之,即要有豁达的胸怀,高尚的情操,良好的涵养,遇事能够忍耐而不急躁生怒。但在怒已生而又不可遏制时,应及时宣泄出来,以免郁遏而生疾。也可采用以情胜情法,即"怒伤肝,悲胜怒",以悲哀情志纠正病人烦躁易怒的不良情志。

(3)指导病人的生活起居时,①按照"春夏养阳,秋冬养阴"的原则来适应四时气候变化,保持人与自然的协调统一;②护理人员应主动掌握四时气候变化的规律,做到病室安静整洁,空气流通,室温宜低,以 16~20℃ 为宜,湿度宜高,室内光线宜暗,为病人创造良好的休养环境;③对于住院病人的作息起居,应根据季节变化和个人的具体情况制定出符合生理需要的作息制度,同时也可做一些适宜的户外活动,如打太极拳、散步等,以达到舒筋活络、调和气血、提神爽志、增强抗病能力的作用。

3. 答:(1)该病人病情观察的主要内容有:病人的体温、汗出和头身疼痛情况,痰液的色、质、量等,脉象、心率等变化。

(2)指导病人的生活起居时,①护理人员应主动掌握四时气候变化的规律,做到病室安静整洁,空气流通,但忌强风对流袭击病人。室温宜低,以 16~20℃ 为宜,为病人创造良好的休养环境。②应根据季节变化和个人的具体情况制定出符合生理需要的作息制度,目前以静卧休息为主,减少外出,避免劳累,汗出热退,再下床适度活动,增强体质,抵御外邪。

(3)饮食上指导病人多饮温水,宜食富含维生素、易消化的清淡饮食,如粥、面条、新鲜的蔬菜、水果等,忌食油腻、辛辣、煎炸、甜黏、生冷之品。

(杨晓玮)

# 第四章
# 辨证护理基础

## 一、知识点导读

　　辨证是中医护理认识疾病的方法,辨证的过程是中医护理提出问题的过程,也是实施护理措施的前提和基础。中医学的辨证方法有许多,如八纲辨证、脏腑辨证、六经辨证、卫气营血辨证、三焦辨证、气血津液辨证、体质辨证等。本章仅介绍临床护理常用的八纲辨证、脏腑辨证和健康保健常用的体质辨证三种辨证方法。通过本章学习,了解中医体质分类与判定自测表的应用;熟悉脏腑辨证的护理措施;掌握八纲辨证、脏腑辨证、中医体质的概念和八纲辨证护理、辨体施护措施。

## 二、重点和难点

### (一)八纲辨证护理

　　1. 表里辨证护理　　表证主症:恶寒(或恶风)、发热(或无)、头身痛、舌苔薄、脉浮,或伴有鼻塞、流清涕、喷嚏、咽喉痒痛、咳嗽等症状。施护要点包括病情观察、生活起居护理、服药护理、饮食护理等。里证的主症,由于里证的范围极为广泛,涉及寒热虚实及脏腑,护理要点根据具体病证也有很大区别。详细内容见寒热、虚实辨证及脏腑辨证护理。

　　2. 寒热辨证护理　　寒热是辨别疾病性质的纲领。由于寒热较突出地反映了疾病中机体阴阳的偏盛偏衰,病邪基本性质的属阴属阳,而阴阳是决定疾病性质的根本,所以说寒热是辨别疾病性质的纲领。施护要点包括病情观察、生活起居护理、服药护理、饮食护理、情志护理等。

　　3. 虚实辨证护理　　虚实是辨别邪正盛衰的纲领,邪虚与实主要是反映病变过程中人体正气的强弱和致病邪气的盛衰。实主要指邪气盛实,虚主要指正气不足。

　　实证是对人体感受外邪,或疾病过程中阴阳气血失调而以阳、热、滞、闭等为主,或体内病理产物蓄积,所形成的各种临床证候的概括。实证以邪气充盛、停积为主,但正气尚未虚衰,有充分的抗邪能力,故邪正斗争一般较为剧烈,而表现为有余、强烈、停聚的特点。施护要点包括病情观察、生活起居护理、服药护理、饮食护理、情志护理等。

　　虚证是对人体正气虚弱、不足为主所产生的各种虚弱证候的概括。虚证的范畴包括阳虚、阴虚、气虚、血虚、津液亏虚、精髓亏虚、营虚、卫气虚等。施护要点包括病情观察、生活起居护理、服药护理、饮食护理、情志护理等。

　　4. 阴阳辨证护理　　阴阳辨证是八纲辨证的总纲,临床上凡见兴奋、躁动、亢进、明亮等表现的表证、热证、实证,以及症状表现于外的、向上的、容易发现的,病邪性质为阳邪致病,病情变化较快等,一般都可归属为阳证。凡见抑制、沉静、衰退、晦黯等表现的里证、寒证、虚证,以及症状表现于内的、向下的、不易发现的,病邪性质为阴邪致病,病情变化较慢等,可归属为阴证。亡阴证是指体液大量耗损,阴液严重匮乏而欲竭所表现出的危重证候。亡阳证是指体内阳气极度衰微而表现出阳气欲脱的危重证候。施护要点包括病情观察、生活起居护理、服药护理、饮食护理、情志护理、应用适宜的中医护理技术等。

**（二）脏腑辨证护理**

脏腑辨证是决定脏腑辨证施护的前提和依据，在此基础上确定、落实相应的护理原则、护理措施，是中医临床各种辨证施护的基础。脏腑辨证护理包括：心与小肠病、肺与大肠病、脾与胃病、肝与胆病、肾与膀胱的辨证护理。

1. 心与小肠病的辨证护理　心病的证候有虚实之分。实证多由寒凝、瘀血、气郁、痰阻、火扰等导致心脉痹阻、痰迷心窍、痰火扰心、心火亢盛等证。虚证多由先天不足，或久病伤心，或思虑劳神太过导致心气虚、心血虚、心阴虚、心阳虚、心阳暴脱证。心病的主症有心悸、怔忡、心痛、心烦、失眠、多梦、健忘、神昏、神志错乱，脉结或代或促等。施护措施除起居护理、情志护理、辨证施食外，还应特别注意神、面色、汗液、胸闷、心痛及舌脉的变化，密切观察有无心阳暴脱的表现。

小肠病多因寒、湿、湿热外邪侵袭，或饮食所伤，或虫体寄生所致。常见有寒滞、气滞、虫积等。小肠病以腹痛、肠鸣、腹泻为常见症状。泄泻频繁者保持肛门及会阴部清洁，便后用温水洗净或温水坐浴后涂搽润肤膏。

2. 肺与大肠病的辨证护理　肺病证候有虚实之分。实证多因风、寒、燥、热等外邪侵袭或痰饮停聚于肺导致风寒犯肺证、风热犯肺证、燥邪犯肺证、肺热壅盛证、寒痰阻肺证。虚证多因久病多咳喘，或他脏病变累及肺导致肺气虚证、肺阴虚证。肺病的主症包括咳、喘、痰，常伴胸痛、咯血、咽喉痒痛、声音变异、鼻塞流涕、水肿等。施护措施除起居护理、情志护理、辨证施食外，还应特别观察痰的色、质、量，是否夹有血丝以及气味，呼吸的频率、深度等。

大肠的病变主要表现为传导失常，多因感受湿热之邪，或热盛伤津，或阴血亏虚等所致。常见有肠道湿热证、肠燥津亏证、肠热腑实证。大肠病以便秘、腹泻、便下脓血以及腹痛腹胀等为常见症状。保持居处环境清洁，及时清理二便、呕吐物等。

3. 脾与胃病的辨证护理　脾病证候有虚实之分。实证多因饮食不节、外感湿热或寒湿之邪、失治、误治等导致湿热蕴脾证、寒湿困脾证；虚证多因饮食失常、劳倦、思虑过度导致脾气虚证、脾阳虚证、脾气下陷证、脾不统血证。主症有腹胀腹痛、纳少、呕吐、便溏，或伴白带多、浮肿、肢体困重、内脏下垂、慢性出血等。施护措施除起居护理、情志护理、辨证施食外，对脾不统血出血者还应特别注意病人神色、血压、皮下出血、脉象的变化，并注意出血先兆。

胃病多因饮食、外邪侵袭所致，久病可导致胃的阴、阳、气虚。胃病多见纳食异常、胃脘胀痛、恶心呕吐、嗳气、呃逆等。呃逆、嗳气者可进行耳穴胃穴埋籽。

4. 肝与胆病的辨证护理　肝病证候有虚实之分。实证多由情志所伤，或寒、火犯肝或肝经所致肝郁气滞证、肝火炽盛证、肝阳上亢证、肝风内动证、肝经湿热证、寒滞肝经证；虚证多因久病失养，或他脏累及导致肝阴虚证、肝血虚证。主症有抑郁、烦躁、胸胁少腹痛，常见症状有头晕目眩、巅顶痛、肢体震颤、手足抽搐、目疾、月经失调、睾丸痛等。施护措施除起居护理、情志护理、辨证施食外，还应特别注意观察病人情志、胁痛、黄疸、眩晕、头痛、抽搐等变化，头痛、眩晕、抽搐的程度、发作和缓解的时间。

胆病多因湿热侵袭，肝病影响所致。胆病有虚实之分，实证常见有肝胆湿热证、胆郁痰扰证。胆病以口苦、黄疸、胆怯、易惊为常见症状。胆病应避免惊恐，可采用"惊平之""思胜恐"等方法，起居保持环境安静。

5. 肾与膀胱病辨证护理　肾病以阴、阳、精、气亏损为常见，故肾多虚证。常见有肾阳虚证、肾阴虚证、肾虚水泛证、肾气不固证、肾精不足证。主症有腰膝酸软或疼痛、耳鸣耳聋、齿摇发脱、阳痿遗精、水肿，以精少不育或经闭不孕、呼吸气短而喘、二便异常为常见症状。施护措施除起居护理、情志护理、辨证施食外，还应特别注意观察面色、水肿、呼吸、腰膝酸软或疼痛程度、小便等。

膀胱病多因湿热侵袭,肾病影响所致,常见有膀胱湿热证。以尿频、尿急、尿痛、尿闭,舌红苔黄腻,脉数为主症。膀胱病病人应多饮水或绿茶。不要坐或躺睡露天太阳晒热的凳或草地。注意个人卫生,保持居室干燥、清洁。

### (三) 辨体施护

体质,又称禀赋、禀质、气禀、形质、气质等,即人体的质量。中医体质是指人体生命过程中,在先天禀赋和后天获得的基础上所形成的形态结构、生理功能和心理状态方面综合的、相对稳定的固有特质。根据中华中医药学会 2009 年 4 月 9 日发布的《中医体质分类与判定标准》(附中医体质分类与判定自测表)将人体体质分为平和质、气虚质、阳虚质、阴虚质、痰湿质、湿热质、血瘀质、气郁质、特禀质九种类型。

1. 平和质　平和质以阴阳气血调和,体态适中、面色红润、精力充沛等为主要特征。素体表现面色、肤色润泽,唇色红润,目光有神,鼻色明润,嗅觉通利,睡眠良好,胃纳佳,二便正常,舌色淡红,苔薄白,脉和缓有力。体形匀称健壮。性格随和开朗。平素少患病。对自然环境和社会环境适应能力较强。施护措施是根据人体生长发育规律,适当调养,不必刻意去进补,以防出现体质的偏颇。保持起居有常,饮食有节,调摄情志,劳逸结合,坚持锻炼,颐养天年。

2. 气虚质　气虚质以元气不足,疲乏、气短、自汗等气虚表现为主要特征。舌淡红,舌体胖大,舌边有齿痕,脉虚弱。体形肌肉不健壮。性格内向,情绪不稳定,胆小易惊,不喜欢冒险。易患感冒、内脏下垂等病,病后康复缓慢。平素不耐受寒邪、风邪、暑邪。施护措施包括注意保暖、适当活动、少思虑、多食补、适量药补、学会调摄养生等。

3. 阳虚质　阳虚质以阳气不足,畏寒怕冷、手足不温等虚寒表现为主要特征。舌淡胖嫩,舌质润,脉沉迟。多形体白胖,肌肉不健壮。性格多沉静,内向。发病易寒化,易感湿邪。易患痰饮、肿胀、泄泻、阳痿。不耐受寒邪,耐夏不耐冬。施护措施包括养护阳气、多活动、少悲哀防惊恐、食以温壮元阳等。

4. 阴虚质　阴虚质因阴液亏少,以口燥咽干、手足心热等虚热表现为主要特征。舌红少津,脉细数或弦数。体形偏瘦。性情急躁,外向好动,活泼。平素易有阴亏燥热的病变,易患虚劳、失精、不寐等病;感邪易从热化,或病后易表现为阴亏症状。平素耐冬不耐夏,不耐受暑、热、燥邪。施护措施包括适当休息、秋冬养阴、食宜滋补肝肾、节欲保精、遵循"恬惔虚无,精神内守"的养生大法。

5. 血瘀质　血瘀质因血行不畅,以肤色晦黯、舌质紫黯等血瘀表现为主要特征。舌质有瘀点,或片状瘀斑,舌下脉络曲张,脉象细涩或结代。不耐受风邪、寒邪。施护措施包括生活饮食避寒就温、知足常乐、多运动、少用药。

6. 痰湿质　痰湿质以形体肥胖、腹部肥满、口黏苔腻等痰湿表现为主要特征。舌苔腻,脉滑。体形肥胖,腹部肥满松软。性格偏温和、稳重、恭谦、和达,多善于忍耐。易患消渴、中风、胸痹等病。对雨季及潮湿环境适应能力差。施护措施包括生活不宜久居湿地、露宿、冒雨涉水,饮食避寒就温、温阳化湿活血,坚持锻炼、保持自信,适当药物调补肺、脾、肾三脏。

7. 湿热质　湿热质因湿热内蕴,以面垢油光、口苦、苔黄腻等湿热表现为主要特征。舌质偏红苔黄腻,脉象多见滑数。性格急躁易怒,易生疮疖、黄疸、热淋等病证。对于潮湿环境或温度偏高,尤其是夏末秋初湿热交蒸气候较难适应。施护措施包括平时多晒太阳、饮温水、洗热水澡,饮食宜健脾清热祛湿,少补少肉。多活动,逐渐增加运动量。

8. 气郁质　气郁质以神情抑郁、忧虑脆弱等气郁表现为主要特征。舌淡红,苔薄白,脉弦细。形体瘦者居多。易患郁证、脏躁、百合病、不寐、梅核气、惊恐等病。对精神刺激的适应能力差,不喜欢阴雨天气。性格内向不稳定,忧郁脆弱,敏感多疑,对精神刺激的适应能力差。施护措施包括保证睡眠、多聊天、多晒太阳、多饮食、少思虑、多活动、逐渐增加运动量。

9. 特禀质　特禀质以生理缺陷、变态反应等为主要特征。素体表现为过敏体质者,常见哮喘、风团、咽痒、鼻塞、喷嚏等;患遗传性疾病者有垂直遗传、先天性、家族性特征;患胎传性疾病者具有母体影响胎儿个体生长发育及相关疾病特征。体型多无特殊,或有畸形,或有先天生理缺陷。心理因体质特异而情况不同。施护措施包括顺应四时变化,疏导不良情绪。因人而异适当选择合适的运动方式,根据个体的实际情况选择食疗药膳,不宜乱进补药,以免适得其反。

# 三、习　题

## (一) 选择题

### A₁ 型题

1. 八纲辨证的总纲是
   A. 阴阳　　　　　B. 表里　　　　　C. 寒热　　　　　D. 虚实　　　　　E. 燥湿

2. 自汗服用的汤剂最佳的是
   A. 归脾汤　　　　　　　　B. 半夏白术天麻汤　　　　　　C. 半夏厚朴汤
   D. 玉屏风散　　　　　　　E. 银翘散

3. 外感风寒脉象的典型特征是
   A. 沉细　　　　B. 滑涩　　　　C. 浮紧　　　　D. 细数　　　　E. 滑数

4. 暑温口黏而苦,可食用( )缓解症状
   A. 佩兰　　　B. 玉米　　　C. 西红柿　　　D. 南瓜　　　E. 菠萝

5. 去心火效果较好的食物是
   A. 陈皮　　　B. 榴莲　　　C. 猪心　　　D. 苦瓜　　　E. 土豆

6. 最适合气虚病人的居住环境是
   A. 居处安静,阳光充足　　　　　　　　B. 居处安静,阴凉透气
   C. 居处喧闹,阴暗潮湿　　　　　　　　D. 居处喧闹,阳光充足
   E. 居处喧闹,阴凉透气

7. 尤其需要注意双膝盖保暖的脏腑病证是
   A. 脾　　　　B. 胆　　　　C. 肺　　　　D. 肝　　　　E. 肾

8. 胃热证病人可常见
   A. 厌食恶心　　　　　　　B. 泛吐清水　　　　　　　C. 牙龈肿痛
   D. 胃脘冷痛　　　　　　　E. 口淡不渴

9. 湿热蕴脾病人可常见
   A. 少气懒言　　　　　　　B. 内脏下垂　　　　　　　C. 月经量多
   D. 便溏不爽　　　　　　　E. 畏寒肢冷

10. 燥邪犯肺病人宜采用的护治原则是
    A. 温化寒痰　　　　　　　B. 清肺润燥　　　　　　　C. 补益肺气
    D. 疏风清肺　　　　　　　E. 降气化痰

11. 情志失常容易致病,过喜则
    A. 气缓　　　B. 气结　　　C. 气上　　　D. 气消　　　E. 气下

12. 亡阳证汗出特点是
    A. 汗味咸　　　　　　　　B. 汗质稀　　　　　　　　C. 汗质黏
    D. 汗出热　　　　　　　　E. 如珠如油

13. 亡阴证汗出特点是
    A. 汗质稀　　　　　　　　B. 汗质淡　　　　　　　　C. 大汗淋漓
    D. 汗出冷　　　　　　　　E. 汗质黏

14. 阳明腑实证病人服用攻下药物的最佳时间是
    A. 饭后　　　　　　　　　B. 饭前　　　　　　　　　C. 清晨空腹
    D. 睡前　　　　　　　　　E. 不拘时

15. 病人因感受寒邪,出现畏寒,头痛,腹痛喜暖,生活指导上**错误**的是
    A. 多喝热饮　　　　　　　B. 宜食温性食物　　　　　C. 中药宜凉服
    D. 用艾灸驱寒　　　　　　E. 居处通风透气

16. 实热证病人,最适合的护理原则是
    A. 豁痰开窍　　　　　　　B. 活血化瘀　　　　　　　C. 清热泻火
    D. 补虚扶正　　　　　　　E. 滋阴降火

17. 中暑出现的症状,**错误**的是
    A. 发热　　　　　　　　　B. 畏寒　　　　　　　　　C. 面红目赤
    D. 烦躁不宁　　　　　　　E. 小便黄

18. 表虚有汗病人,可选的最佳药膳是
    A. 薏米鲤鱼汤　　　　　　B. 黄芪粥　　　　　　　　C. 芦根汁
    D. 猪心炖莲子　　　　　　E. 菊花蜜

19. 外感发热者,禁忌使用
    A. 喝冷饮　　　　　　　　B. 按摩　　　　　　　　　C. 发汗药
    D. 酒精擦浴　　　　　　　E. 温补药

20. 外感表证最佳的护理原则是
    A. 清热解毒　　　　　　　B. 补益阳气　　　　　　　C. 辛散解表
    D. 活血化瘀　　　　　　　E. 益气解表

21. 心脉痹阻者的护治原则是
    A. 活血化瘀　　　　　　　B. 养血安神　　　　　　　C. 回阳救逆
    D. 清心泻火　　　　　　　E. 补肾壮阳

22. 病人不耐受寒邪,耐夏不耐冬,其体质最可能的是
    A. 阴虚质　　　B. 湿热质　　　C. 瘀血质　　　D. 阳虚质　　　E. 特禀质

23. 在八纲中,属阳证的是
    A. 表　　　　　B. 里　　　　　C. 寒　　　　　D. 真假　　　　E. 虚

24. 属于饮停胸胁证的表现是
    A. 恶寒发热　　　　　　　B. 胸廓畸形　　　　　　　C. 胸胁胀闷
    D. 干咳少痰　　　　　　　E. 鼻咽干燥

**A₂型题**

1. 病人,女,60岁。素体畏冷,喜热饮食,精神不振,睡眠偏多,性格沉静、内向,舌淡红,苔薄白,其体质偏于
    A. 平和质　　　B. 阴虚质　　　C. 阳虚质　　　D. 湿热质　　　E. 瘀血质

2. 病人,女,22岁。胃脘冷痛,得温痛减,口淡不渴,泛吐清水,舌淡苔白,脉沉,证属
    A. 胃热证　　　B. 胃寒证　　　C. 胃阴虚　　　D. 胃气虚　　　E. 脾气虚

3. 病人,男,45岁。常觉肢体困重,畏寒,肢冷,舌淡苔白厚腻,脉沉迟,证属
    A. 寒湿困脾　　　　　　　B. 脾不统血　　　　　　　C. 湿热蕴脾
    D. 脾气下陷　　　　　　　E. 脾阳不足

4. 病人,男,52岁。因恶寒发热、干咳少痰、鼻咽口舌干燥就诊,可建议该病人日常饮食中多食
    A. 补益肺气之品　　　　　B. 温化寒痰之品　　　　　C. 清肺润燥之品

D. 清肺泄热之品　　　　　　　E. 滋补肾阴之品

5. 病人,男,39岁。病人症见痰多色白,舌淡,苔白厚,多见于
　　A. 肺热壅盛　　　　　　　B. 寒痰阻肺　　　　　　　C. 燥邪犯肺
　　D. 风寒犯肺　　　　　　　E. 肺气虚

6. 病人,女,54岁。病人久病后出现精神萎靡,气短乏力,自汗,大便溏,小便清长,最适合该病人的护理原则是
　　A. 清热化痰　　　　　　　B. 泻实祛邪　　　　　　　C. 回阳救脱
　　D. 补虚扶正　　　　　　　E. 祛邪扶正

7. 病人,男,25岁。自诉畏冷,肢冷,腹痛喜暖,舌淡苔白,脉迟。最适宜的施护原则是
　　A. 辛散解表　　　　　　　B. 益气固表　　　　　　　C. 豁痰开窍
　　D. 补中益气　　　　　　　E. 温里祛寒

**A₃型题**

(1~3题共用题干)病人,男,52岁。长期精神不振,面色白,大便溏薄,小便清长,舌淡胖,苔白滑。

1. 最符合该病人的辨证分型是
　　A. 阴虚　　　B. 气虚　　　C. 血燥　　　D. 阳虚　　　E. 痰湿

2. 该病人冬天可多食
　　A. 冰冻雪糕　　　　　　　B. 炸鸡腿　　　　　　　C. 莲子
　　D. 狗肉　　　　　　　　　E. 豆腐

3. 最适合该病人的保健按摩手法是
　　A. 摩天枢　　　B. 按大椎　　　C. 拍委中　　　D. 揉曲池　　　E. 掐人中

**A₄型题**

(1~3题共用题干)病人,男,43岁。出现发热,恶寒,口渴喜冷饮,面红目赤,舌红苔黄,脉浮数。

1. 病人最符合的辨证结果是
　　A. 表寒证　　　　　　　　B. 表热证　　　　　　　C. 表里同热证
　　D. 里热证　　　　　　　　E. 里寒证

2. 病人喜欢音乐,最**不适宜**播放的音乐是
　　A. 宫调式乐曲　　　　　　B. 商调式乐曲　　　　　　C. 角调式乐曲
　　D. 徵调式乐曲　　　　　　E. 羽调式乐曲

3. 若病人经过治疗2天后病情恶化,出现高热不退、神昏谵语,最佳选择是
　　A. 含服安宫牛黄丸　　　　B. 多喝冰水　　　　　　　C. 继续口服中药
　　D. 继续肌内注射退热药　　E. 酒精擦浴

**B₁型题**

　　A. 平和质　　　B. 痰湿质　　　C. 阴虚质　　　D. 气郁质　　　E. 气虚质

1. 最不适宜参加快节奏、竞争性文娱活动的体质是

2. 梅核气病人的常见体质是
　　A. 心　　　B. 肝　　　C. 脾　　　D. 肾　　　E. 肺

3. 五脏之中,(　　)阳气为一身阳气之根本

4. 脾为生痰之源,(　　)为贮痰之器
　　A. 脾气虚　　　　　　　　B. 脾不统血　　　　　　　C. 肺气虚者
　　D. 寒湿困脾　　　　　　　E. 寒痰阻肺

5. 特别需要强调病人注意保暖的脾病证型是

6. 最适合多食温化寒痰之品的肺病证型是

7. 最适合食用红枣糯米粥的肺病病人是
    A. 舒经活络  　　　　　B. 养血安神  　　　　　C. 回阳固脱
    D. 疏肝解郁  　　　　　E. 大补元气
8. 心血虚者的护治原则是
9. 心阳暴脱者的护治原则是

**X 型题**

1. 八纲辨证的具体内容包括
    A. 真假  　　　B. 表里  　　　C. 寒热  　　　D. 虚实  　　　E. 阴阳
2. 在八纲中,属阴证的是
    A. 里  　　　B. 寒  　　　C. 实  　　　D. 热  　　　E. 虚
3. 外感疾病初期的特点是
    A. 起病慢  　　　　　B. 起病急  　　　　　C. 病情重
    D. 病程短  　　　　　E. 外邪因素明显
4. 表证的服药护理,说法正确的是
    A. 辛散药物不宜久煎  　　　　　　B. 药应凉服
    C. 药物有辛温、辛凉之别  　　　　　D. 药后可饮热粥
    E. 药应温服
5. 外感风寒表实证病人在服用麻黄汤之后应注意
    A. 多饮用清凉饮料  　　　B. 观察热退情况  　　　C. 观察汗出情况
    D. 多喝热粥  　　　　　　E. 多注意休息
6. 表寒证病人可适量多食
    A. 花生  　　　B. 葱白  　　　C. 热粥  　　　D. 辣椒  　　　E. 陈皮
7. 阴盛阳虚证常出现的证候有
    A. 小便黄  　　　　　B. 口淡不渴  　　　　　C. 畏冷
    D. 大便稀溏  　　　　E. 脉滑
8. 虚证病人服用滋补类药物,需要注意的是
    A. 服药时间宜长  　　　B. 中药应久煎  　　　C. 中药应浓煎
    D. 中药少量多次服  　　　E. 中药可餐前服
9. 病人出现各种临床证候,属于实证范畴的是
    A. 声低懒言  　　　　　B. 胸闷烦躁  　　　　　C. 呼吸气粗
    D. 大便溏  　　　　　　E. 腹胀痛拒按
10. 亡阳证的特点是
    A. 冷汗淋漓  　　　　　B. 神情淡漠  　　　　　C. 手足厥冷
    D. 呼吸微弱  　　　　　E. 小便极少
11. 心阳暴脱的危象是
    A. 哭笑无常  　　　　　B. 口渴欲饮  　　　　　C. 四肢厥冷
    D. 面色苍白  　　　　　E. 脉微欲绝
12. 心系病病人日常生活应做到
    A. 注意休息,避免劳累  　　　　　　B. 注意寒温,避免受凉
    C. 生活规律,劳逸结合  　　　　　　D. 喜怒有常,平淡静志
    E. 适当运动,预防外感
13. 小肠病变的常见症状是

A. 咳嗽      B. 畏寒      C. 腹痛      D. 肠鸣      E. 腹泻

14. 肺热壅盛证多见

     A. 干咳少痰           B. 痰多黄稠           C. 发热

     D. 舌红苔黄           E. 胸胁胀闷

15. 胆病病人的常见症状是

     A. 口苦      B. 黄疸      C. 胆怯      D. 易惊      E. 失眠

16. 为固护肾元,肾病病人应注意

     A. 多劳动           B. 节制房事           C. 冷暖适宜

     D. 居处向阴           E. 饮食清淡

## （二）名词解释

1. 八纲

2. 表证

3. 虚证

4. 体质

5. 特禀质

## （三）填空题

1. 中医将人体体质分为平和质、_____、_____、阴虚质、痰湿质、_____、血瘀质、气郁质、特禀质九种类型。

2. 平和质个体阴阳气血调和,以体态适中、_____、_____等为主要特征。

3. 外感表证的护理原则是_____。

4. 中医八纲,寒热是分辨疾病的_____;_____是分辨疾病病位与病势的浅深。

5. 肺主_____,司_____。

6. 从邪正斗争的关系来说,_____的称为虚证,_____的称为实证。

7. 表与里是相对的概念,如躯壳与脏腑相对而言,躯壳为_____,脏腑为_____;腑属_____,脏属_____。

## （四）简答题

1. 寒证的病人常会出现哪些临床表现?应采取怎样的护理原则?

2. 气虚的病人应如何做好日常生活护理?

3. 应如何指导肺病病人辨证施食?

4. 脾不统血证的病人应如何做好生活起居护理?

5. 阳虚病人如何做好运动保健养生?

6. 如何帮助气郁质病人宣泄负面情绪?

## （五）病例分析题

1. 病人,女,38 岁。因带下量多有异味,面生痤疮来院就诊。自诉口苦口干,身重困倦,大便黏滞不畅或燥结,小便短黄,舌红,苔黄腻,脉数。中医辨证属湿热型带下病。请问:

（1）属八纲辨证中什么证?

（2）如何指导病人调摄情志?

（3）若病人想了解饮食禁忌,应如何对其进行健康教育?

2. 病人,男,25 岁。口舌生疮,心烦失眠,小便黄赤,尿道灼热涩痛,口渴,舌红无苔,脉数。请问:

（1）如果运用脏腑辨证,病人属于哪一证?

（2）宜选用什么护理原则?

（3）应采用哪些护理措施?

3. 病人,男,45 岁。各体质类型转化分:平和质 75 分,气虚质 25 分,阳虚质 35 分,阴虚质 25 分,痰湿质 25 分,湿热质 10 分,血瘀质 10 分,气郁质 18 分,特禀质 10 分。请问:

(1) 根据体质辨证判定标准,此人基本质是什么质?

(2) 陈先生有什么体质倾向?

(3) 如何对其进行情志指导?

4. 病人,男,39 岁。今天上午出现恶寒,发热,鼻塞,流清涕,头身痛,舌苔薄,脉浮。针对该病人,请问:

(1) 病情观察的内容有哪些?

(2) 应采取怎样的护理原则?

(3) 如何进行服药指导?

## 四、参 考 答 案

（一）选择题

A₁ 型题

1. A　2. D　3. C　4. A　5. D　6. A　7. E　8. C　9. D　10. B

11. A　12. B　13. E　14. C　15. ㏄　16. C　17. B　18. B　19. D　20. C

21. A　22. D　23. A　24. C

A₂ 型题

1. C　2. B　3. A　4. C　5. B　6. D　7. E

A₃ 型题

1. D　2. D　3. A

A₄ 型题

1. C　2. D　3. A

B₁ 型题

1. C　2. D　3. D　4. E　5. D　6. E　7. C　8. B　9. C

X 型题

1. BCDE　　2. ABE　　3. BDE　　4. ACDE　　5. BCDE

6. BCD　　7. BCD　　8. ABCDE　　9. BCE　　10. ABCD

11. CDE　　12. ABCDE　　13. CDE　　14. BCD　　15. ABCD

16. BCE

（二）名词解释

1. 八纲:即阴阳、表里、寒热、虚实。

2. 表证:是六淫、疫疠、虫毒等邪气经皮毛、口鼻侵入机体,正气(卫气)抗邪所表现轻浅证候的概括。

3. 虚证:是对人体正气虚弱、不足为主所产生的各种虚弱证候的概括。

4. 体质:又称禀赋、禀质、气禀、形质、气质等,即人体的质量。

5. 特禀质:以生理缺陷、变态反应等为主要特征。

（三）填空题

1. 气虚质、阳虚质、湿热质

2. 面色红润、精力充沛

3. 辛散解表

4. 属性、表里

5. 气、呼吸

6. 正气虚、邪气盛

7. 表、里、表、里

（四）简答题

1. 答：（1）主症：恶寒（表寒者）、畏冷、肢凉、冷痛、喜暖，口淡不渴，肢冷蜷卧，痰、涎、涕清稀，小便清长，大便稀溏，面色白，舌淡苔白而润，脉迟或紧等。

（2）护理原则：温以祛寒。

2. 答：（1）生活起居护理：居处宜安静，阳光充足，注意避风、保暖。

（2）服药护理：虚证者在饭前或饮后1~2小时温服。有厌药情绪者，可考虑用丸剂、散剂等服药方便的剂型。

（3）饮食护理：阳虚、气虚、血虚病人，宜食温补之类的膳食。阴虚或血燥的病人，宜用清补之类的饮食。

（4）情志护理：多开导、沟通，鼓励他们积极配合治疗和护理。

3. 答：饮食宜清淡、易消化、没有刺激气味之品。忌食辛辣、油腻黏滞、煎炸或动火之品，忌酒。痰热者可食白萝卜、梨、荸荠等清热化痰生津之品；痰湿者可食薏苡仁粥、山药汤、橘皮茶等；寒痰者宜食杏、生姜、佛手、陈皮等，忌食生冷水果及饮料；阴虚肺热者可食百合、莲子、酸梅汤等；肺热壅盛者可多食西瓜、梨，烦热不适时可予果汁及清凉饮料；肺气虚者宜常食红枣糯米粥、猪肺汤等以补肺气，同时注意培土生津，可食莲子、黄芪、山药以健脾益胃。

4. 答：室温宜略高而干燥。起居有节，动静结合。不宜久坐，因长时间久坐，不活动，周身气血运行缓慢，可使肌肉松弛无力，而"动则不衰"，动则气血可周流全身，使得全身肌肉尤其四肢肌肉得养，久坐伤肉。中气不足及脾阳虚衰病人多休息，避免劳累，居处朝阳，光线充足。寒湿困脾者注意保暖，尤其是脐周保暖。

5. 答：中医认为"动则生阳"，阳虚质者宜以振奋、提升阳气的锻炼方法为主，不宜在阴暗、潮湿、天气寒冷的时候锻炼身体，应在阳光充足、干燥、避风的地方锻炼。运动的项目建议慢跑、太极拳、五禽戏中虎戏、散步、八段锦等。此外，可自行按摩气海、足三里、涌泉穴以补肾助阳，改善体质。

6. 答：气郁质者多情志不畅，忧思脆弱，敏感多疑。因此，必须充分重视情志调和，如语言开导、顺情解郁，或采用情志相胜、移情易性等方法。尽量减少个人独处，多参加社会活动、集体文娱活动，多听轻快、开朗、活泼的音乐，多读积极的、鼓励的、富有乐趣的书籍，多参加朋友聚会。尽量培养自己广泛的兴趣爱好，塑造良好的性格，理智地克制情感上的冲动，做到"发之于情，止之于理"。

（五）病例分析题

1. 答：（1）实证热证。

（2）调摄情志，包括安神定志，以舒缓情志。学会喜与忧、苦与乐、顺与逆的正确对待，保持稳定的心态。

（3）饮食调理：在饮食调理上宜食健脾清热祛湿的食物，如香菜、玉米、豆芽、冬瓜、木瓜、山药、荸荠、薏苡仁、赤小豆、鲫鱼等；多食味淡性平的水果和蔬菜；少吃肉，少食辛辣、火锅、煎炸、烧烤等辛温助热之品，忌暴饮暴食和进食速度过快，戒烟酒。

2. 答：（1）小肠实热证。

（2）护理原则是热者寒之，用清肠热泻心火、导热下行的方法。

（3）观察大便、小便的次数、色、质、量的变化情况；宜食清热泻火之品，如芹菜、苦瓜、白果等，忌食辛辣煎炸动火之品；嘱病人应多饮水或绿茶；注意个人卫生，保持居室凉爽、清洁。

3. 答：（1）平和质75分，其转化分≥60分，故判定为平和质。

（2）有阳虚质倾向，阳虚质35分，其转化分在30~39分。

（3）应根据阳虚质的情志特点，其性格沉静、内向。情绪常不佳，易于悲哀。应该自己调整自己的情绪,和喜怒,去悲忧,防惊恐。要善于自我排遣或向人倾诉,多与人交流,宽宏大量,以愉悦解悲哀。可以经常欣赏轻松欢快的音乐。

4. 答:(1) 注意观察寒热、汗出情况、舌苔脉象的变化。

(2) 护理原则:辛温解表。

(3) 服药指导:药物多属于辛散轻浮之品,不宜久煎,药宜温服,服药后静卧。药后可饮适量热汤、热粥,以助汗出。服药后 1~2 小时,重点观察汗出情况,以全身微微汗出为佳。如汗出热退,表解身凉,不必再进解表药。如汗出过多,即停服,并根据情况及时处理。

(陈佩仪)

# 第五章

# 经络与腧穴概要

## 一、知识点导读

本章主要介绍经络学说和腧穴学的基本知识与精华概要,通过本章的学习,要求了解经络系统的组成,熟悉十二经脉的分布规律、表里络属关系、循行走向和腧穴的分类、操作要点,掌握腧穴的主治作用和定位方法,以及常用腧穴的定位、主治范围,为后续中医护理技术各章节的学习奠定基础。

## 二、重点和难点

### (一)经络的概念

经络是人体内运行气血的通道,内属于脏腑,外络于肢节,将人体的组织器官、四肢百骸联结成一个有机的整体,运行气血、濡养全身、抗御外邪、调整阴阳,从而使机体保持协调和平衡。

### (二)经络系统的组成

经络系统由经脉和络脉组成,其中经脉包括十二经脉、奇经八脉,以及附属于十二经脉的十二经别、十二经筋、十二皮部;络脉包括十五络脉和难以计数的孙络、浮络。

1. 十二经脉 是经络系统的主体。

(1)十二经脉的名称:由手足、阴阳、脏腑三部分组成,分别为手太阴肺经、手少阴心经、手厥阴心包经、手阳明大肠经、手太阳小肠经、手少阳三焦经、足太阴脾经、足少阴肾经、足厥阴肝经、足阳明胃经、足太阳膀胱经、足少阳胆经。

(2)十二经脉的分布规律:左右对称地分布于头面、躯干和四肢。六条阴经分布于四肢内侧及胸腹部,六条阳经分布于四肢外侧、头面、躯干部。

(3)十二经脉的表里络属关系:阴经属脏络腑主里,阳经属腑络脏主表,一脏配一腑,一阴配一阳,形成了六组表里络属关系。互为表里的经脉在生理上密切联系,病变时相互影响,治疗时相互作用。

(4)十二经脉的循行走向:手三阴经从胸(腹)走手,手三阳经从手走头,足三阳经从头走足,足三阴经从足走腹(胸)。

(5)十二经脉的交接规律:相表里的阴经与阳经在手足末端交接,同名的阳经在头面部交接,相互衔接的阴经与阴经在胸中交接。

(6)十二经脉的循环流注:流注顺序从手太阴肺经开始,经大肠经、胃经、脾经、心经、小肠经、膀胱经、肾经、心包经、三焦经、胆经,到肝经,再流至手太阴肺经,构成一个"阴阳相贯,如环无端"的十二经脉循环流注系统。

2. 奇经八脉 是指别道奇行的经脉,包括督脉、任脉、冲脉、带脉、阴维脉、阳维脉、阴跷脉、阳跷脉。作用主要:沟通十二经脉之间的联系,将部位相近、功能相似的经脉联系起来;对十二经脉气血有蓄积和渗灌的调节作用。

（三）腧穴

1. 概述

（1）腧穴的分类:腧穴是人体脏腑经络之气输注于体表的特殊部位,可分为十四经穴、奇穴、阿是穴三类。十四经穴是指具有固定的名称和位置,且归属于十二经脉与任、督二脉的腧穴,是腧穴的主要组成部分。奇穴是指既有一定的名称,又有明确的位置,但尚未归入或不便归入十四经系统的腧穴。阿是穴是指既无固定名称,亦无固定位置,而是以压痛点或其他反应点作为针灸施术部位的腧穴。

（2）腧穴的主治作用:主要有近治作用、远治作用和特殊作用。近治作用是指所有腧穴均具有治疗该穴所在部位及邻近组织、器官病证的作用。远治作用是指腧穴具有治疗本经循行所及的远隔部位的脏腑、组织器官病证的作用。特殊作用是指某些腧穴具有双向的良性调整作用和相对的特异治疗作用。

（3）腧穴的定位方法:临床上常用的腧穴定位法包括骨度折量定位法、体表解剖标志定位法、指寸定位法和简便定位法四种。其中指寸定位法又有中指同身寸、拇指同身寸、横指同身寸之分。

2. 常用腧穴

（1）十二经脉常用腧穴

1）手太阴肺经:从胸（腹）走手,主治肺系疾患以及经脉循行部位的其他病证。重点腧穴有尺泽、孔最、列缺、少商。

2）手阳明大肠经:从手走头,主治头面五官、热病、肠胃病、皮肤病、神志病以及经脉循行部位的其他病证。重点腧穴有商阳、合谷、曲池、肩髃、迎香。

3）足阳明胃经:从头走足,主治胃肠病、头面五官病、热病、神志病及经脉循行部位的其他病证。重点腧穴有颊车、下关、天枢、足三里、上巨虚、丰隆。

4）足太阴脾经:从足走腹（胸）,主治脾胃病、妇科病、前阴病及经脉循行部位的其他病证。重点腧穴有三阴交、阴陵泉、血海。

5）手少阴心经:从胸（腹）走手,主治心、胸、神志病及经脉循行部位的其他病证。重点腧穴有少海、神门、少冲。

6）手太阳小肠经:从手走头,主治头面五官病、热病、神志病及经脉循行部位的其他病证。重点腧穴有少泽、听宫。

7）足太阳膀胱经:从头走足,主治头面五官病、项、背、腰、臀、下肢病及神志病,背部循行路线上的背俞穴主治相应脏腑病证和有关的组织器官病证。重点腧穴有睛明、攒竹、肺俞、心俞、肝俞、脾俞、肾俞、大肠俞、膀胱俞、委中。

8）足少阴肾经:从足走腹（胸）,主治妇科、前阴病、肾脏病以及心、肺、咽喉及经脉循行部位的其他病证。重点腧穴有涌泉、照海。

9）手厥阴心包经:从胸（腹）走手,主治心、心包、胸、胃、神志病及经脉循行部位的其他病证。重点腧穴有曲泽、内关。

10）手少阳三焦经:从手走头,主治侧头、耳、目、咽喉、胸胁、热病及经脉循行部位的其他病证。重点腧穴有外关、支沟、肩髎。

11）足少阳胆经:从头走足,主治肝胆病、侧头、耳、目、咽喉、胸胁病及经脉循行部位的其他病证。重点腧穴有风池、肩井、环跳、阳陵泉。

12）足厥阴肝经:从足走腹（胸）,主治肝胆病、脾胃病、妇科病、前阴病及经脉循行部位的其他病证。重点腧穴有行间、太冲。

（2）奇经八脉常用腧穴

1）督脉：起于小腹内，沿脊柱内部上行，经头顶、前额、鼻部，止于上唇系带处。主治神志病，热病，腰骶、背、头项局部病证及相应的内脏病证。重点腧穴有大椎、风府、百会、水沟。

2）任脉：起于小腹内，循腹部和胸部正中线上行，进入目眶下。主治腹、胸、颈、咽喉、头面的局部病证及相应的内脏病证，少数腧穴有强壮作用或可治疗神志病。重点腧穴有中极、关元、气海、神阙、中脘、膻中。

（3）常用经外奇穴：重点腧穴有四神聪、太阳、定喘、十宣。

# 三、习　题

## （一）选择题

### A₁型题

1. 下列关于十二经脉交接规律的叙述，正确的是
   A. 阴经与阴经在手足末端交接　　　　　B. 阴经与阳经在胸腹部交接
   C. 阴经与阳经在头面部交接　　　　　　D. 同名的阳经在头面部交接
   E. 同名的阳经在手足末端交接

2. 手足三阳经在四肢的排列次序为
   A. 太阳在前，阳明在中，少阳在后　　　　B. 阳明在前，太阳在中，少阳在后
   C. 少阳在前，阳明在中，太阳在后　　　　D. 太阳在前，少阳在中，阳明在后
   E. 阳明在前，少阳在中，太阳在后

3. 十二经筋的分布，多结聚于
   A. 胸腹部　　　　　　　B. 头面部　　　　　　　C. 关节和骨骼附近
   D. 肌肤体表部位　　　　E. 四肢部

4. 手厥阴心包经循行于
   A. 上肢内侧前线　　　　B. 上肢内侧中线　　　　C. 上肢外侧前线
   D. 上肢外侧中线　　　　E. 上肢外侧后线

5. 少阳经在头部经过的是
   A. 头顶部　　　B. 头后部　　　C. 前额部　　　D. 头侧部　　　E. 全头部

6. 与脾经终端相连的是
   A. 心经　　　B. 胃经　　　C. 肝经　　　D. 胆经　　　E. 膀胱经

7. 前发际正中至后发际正中为
   A. 14寸　　　B. 12寸　　　C. 10寸　　　D. 8寸　　　E. 6寸

8. 脐中至耻骨联合上缘为
   A. 14寸　　　B. 11寸　　　C. 8寸　　　D. 5寸　　　E. 2寸

9. 腘横纹至外踝尖为
   A. 8寸　　　B. 10寸　　　C. 12寸　　　D. 14寸　　　E. 16寸

10. 下列**不属于**中极穴可治疗范围的是
    A. 遗尿、尿频、尿闭　　　　B. 月经不调、崩漏　　　　C. 头痛、眩晕、失眠
    D. 遗精、阳痿　　　　　　　E. 产后恶露不尽

11. 下列**不属于**水沟穴可治疗范围的是
    A. 失眠、健忘　　　　　　　B. 面瘫面肿、鼻部病　　　　C. 急性腰扭伤
    D. 昏迷、中暑　　　　　　　E. 癫狂和痫证

12. 下列各腧穴中属于肾经的是
   A. 太渊　　　B. 太冲　　　C. 照海　　　D. 昆仑　　　E. 神阙

13. 下列有关涌泉穴的定位方法,正确的是
   A. 屈足卷趾时,足心最凹陷处
   B. 屈足卷趾时,足底(去趾)后 1/3 凹陷处
   C. 屈足卷趾时,足底(去趾)中 1/3 凹陷处
   D. 屈足卷趾时,足底前 1/3 凹陷处
   E. 屈足卷趾时,足底后 1/3 凹陷处

14. 在腕掌侧远端横纹尺侧端,尺侧腕屈肌腱的桡侧缘的腧穴是
   A. 孔最　　　B. 神门　　　C. 内关　　　D. 外关　　　E. 太渊

15. 在面部耳屏正中与下颌骨髁突之间的凹陷中的腧穴是
   A. 耳门　　　B. 风池　　　C. 听会　　　D. 听宫　　　E. 颊车

16. 在膝前区,髌韧带外侧凹陷中的腧穴是
   A. 丰隆　　　B. 梁丘　　　C. 足三里　　　D. 解溪　　　E. 犊鼻

17. 定位在第 11 胸椎棘突下,后正中线旁开 1.5 寸的腧穴是
   A. 胃俞　　　B. 脾俞　　　C. 心俞　　　D. 大肠俞　　　E. 胆俞

18. 在内踝尖上 3 寸,胫骨内侧缘后际的腧穴是
   A. 上巨虚　　　B. 太溪　　　C. 阳陵泉　　　D. 照海　　　E. 三阴交

19. 前臂内侧,尺泽与太渊连线上,腕掌侧远端横纹上 7 寸的腧穴是
   A. 涌泉　　　B. 孔最　　　C. 手三里　　　D. 列缺　　　E. 间使

20. 仰卧时前正中线上,脐中下 3 寸处的腧穴是
   A. 关元　　　B. 中脘　　　C. 气海　　　D. 中极　　　E. 下脘

21. 膻中穴在前正中线上,两乳头之间,相当于
   A. 第 1 肋间隙　　　　　B. 第 2 肋间隙　　　　　C. 第 3 肋间隙
   D. 第 4 肋间隙　　　　　E. 第 5 肋间隙

22. 不宜针刺的腧穴是
   A. 风府　　　B. 风池　　　C. 神阙　　　D. 太渊　　　E. 中冲

23. 睛明穴属于
   A. 足太阳膀胱经　　　　B. 手太阳小肠经　　　　C. 手少阳三焦经
   D. 手阳明大肠经　　　　E. 足阳明胃经

24. 主治心神不宁、失眠多梦的腧穴是
   A. 少泽　　　B. 太渊　　　C. 后溪　　　D. 神门　　　E. 翳风

25. 眉梢和目外眦之间,向后约 1 横指的凹陷处的腧穴是
   A. 四神聪　　　B. 攒竹　　　C. 太阳　　　D. 鱼腰　　　E. 印堂

26. 颊车穴属于
   A. 手太阳小肠经　　　　B. 手少阳三焦经　　　　C. 手阳明大肠经
   D. 足阳明胃经　　　　　E. 足少阳胆经

**A₂ 型题**

1. 病人,女,38 岁。头晕 4 个月,加重 3 天,伴有心烦,胸脘满闷,恶心呕吐,食欲差,舌苔厚腻,脉滑。护理时可选的腧穴是
   A. 气海　　　B. 听宫　　　C. 丰隆　　　D. 血海　　　E. 心俞

2. 患儿,男,3 岁。面色萎黄,形体消瘦,腹部膨隆,精神疲惫,毛发稀疏干枯,便溏,完谷不化,四

肢不温,唇舌色淡,脉细无力。护理时可选的腧穴是

  A. 十宣   B. 四缝   C. 肩井   D. 阳陵泉   E. 神门

 3. 病人,男,34岁。胃脘部疼痛,得温痛减,遇寒痛剧,口不渴,喜热饮,舌苔薄白,脉弦紧。护理时首选的腧穴是

  A. 足三里  B. 头维   C. 膻中   D. 支沟   E. 涌泉

 4. 病人,女,50岁。晕厥5分钟,护理时可选的腧穴是

  A. 合谷   B. 四缝   C. 曲池   D. 十宣   E. 八邪

 5. 病人,女,45岁。下肢弛缓无力1年余,肌肉明显萎缩,功能受限,并感麻木、发凉,舌红少苔,脉细数。护理时应首选

  A. 少阳经穴     B. 阳明经穴     C. 任脉经穴

  D. 督脉经穴     E. 厥阴经穴

 6. 病人,男,58岁。咳嗽月余,加重5天,咳引胸胁疼痛,痰少而稠,面赤咽干,舌苔黄少津,脉弦数。护理时首选

  A. 足厥阴、手太阴经穴   B. 足阳明、手阳明经穴   C. 手太阴、手阳明经穴

  D. 手阳明、足厥阴经穴   E. 手太阴、足太阴经穴

 7. 病人,女,29岁。产后2天,乳汁少。护理时可选的腧穴是

  A. 神门   B. 手三里  C. 尺泽   D. 曲泽   E. 膻中

 8. 病人,女,36岁。胃脘胀痛,攻痛连胁,嗳气频作,并呕逆酸苦,二便如常,舌苔薄白,脉沉弦。护理时首选

  A. 手、足少阳经穴   B. 足太阴、任脉经穴   C. 足厥阴、足阳明经穴

  D. 足阳明经穴    E. 足太阳、督脉经穴

 9. 病人,男,23岁。转移性右下腹疼痛1天,右下腹压痛,伴有发热,恶心,舌苔薄黄而腻,脉弦数。护理时可选的腧穴是

  A. 风府   B. 少海   C. 四神聪  D. 少泽   E. 阑尾

 10. 病人,女,34岁。腹部术后出现尿潴留。护理时首选的腧穴是

  A. 中极   B. 中脘   C. 血海   D. 少商   E. 肩髎

**A₃型题**

(1~3题共用题干)

病人,男,33岁。下牙痛1天,兼有口臭、口渴、脉洪等症。

 1. 护理时首选的腧穴是

  A. 合谷   B. 迎香   C. 神门   D. 百会   E. 膻中

 2. 该腧穴归属于

  A. 手太阳经     B. 手太阴经     C. 手阳明经

  D. 足太阳经     E. 足太阴经

 3. 该腧穴位于

  A. 足部   B. 头部   C. 胸部   D. 手部   E. 面部

**A₄型题**

(1~4题共用题干)

病人,女,48岁。排便次数增多,兼见大便溏薄,腹胀肠鸣,面色萎黄,神疲肢软,舌淡苔薄,脉细弱。

 1. 护理时首选的腧穴是

  A. 血海   B. 天枢   C. 风池   D. 涌泉   E. 肩髎

 2. 该腧穴归属于

A. 手太阳经　　　　　　　B. 手阳明经　　　　　　　C. 手少阳经
D. 足太阳经　　　　　　　E. 足阳明经

3. 该腧穴位于
   A. 头部　　　B. 胸部　　　C. 腹部　　　D. 手部　　　E. 足部

4. 若采取隔盐灸护理该病人,首选的腧穴是
   A. 神阙　　　B. 足三里　　　C. 隐白　　　D. 下关　　　E. 阳溪

**B₁型题**

A. 足外侧后线　　　　　　B. 足内侧前线　　　　　　C. 足内侧后线
D. 手内侧中线　　　　　　E. 手外侧后线

1. 小肠经分布于
2. 肾经分布于

A. 手厥阴经　　　　　　　B. 足阳明经　　　　　　　C. 手太阳经
D. 手少阳经　　　　　　　E. 足太阴经

3. 按流注次序,三焦经上接
4. 按流注次序,大肠经下接

A. 肝经　　　B. 胆经　　　C. 胃经　　　D. 小肠经　　　E. 大肠经

5. 与脾经相表里的是
6. 与心经相表里的是

A. 肝俞　　　B. 肺俞　　　C. 心俞　　　D. 脾俞　　　E. 膈俞

7. 第3胸椎棘突下,后正中线旁开1.5寸的是
8. 第5胸椎棘突下,后正中线旁开1.5寸的是

A. 肩井　　　B. 肩中俞　　　C. 肩峰　　　D. 肩髃　　　E. 肩髎

9. 屈臂外展,肩峰外侧缘后端凹陷处的腧穴是
10. 屈臂外展,肩峰外侧缘前端凹陷处的腧穴是

A. 合谷　　　B. 迎香　　　C. 天枢　　　D. 百会　　　E. 膻中

11. 牙痛时常选的腧穴是
12. 腹泻时常选的腧穴是

A. 列缺　　　B. 委中　　　C. 阴陵泉　　　D. 迎香　　　E. 曲泽

13. 腰痛时常选的腧穴是
14. 鼻塞时常选的腧穴是

A. 中脘　　　B. 关元　　　C. 上脘　　　D. 梁门　　　E. 气海

15. 人体前正中线上,脐中下1.5寸的腧穴是
16. 人体前正中线上,脐中上4寸的腧穴是

**X型题**

1. 十二正经循行中相表里的阴经与阳经的交接部位是在
   A. 头面部　　B. 手指端　　C. 胸中　　D. 足趾端　　E. 腹中

2. 曲池穴可用于治疗
   A. 手臂痹痛　　B. 牙痛牙肿　　C. 高血压　　D. 腹痛吐泻　　E. 各种发热

3. 指寸定位法包括
   A. 拇指同身寸法　　　　　B. 中指同身寸法　　　　　C. 横指同身寸法
   D. 无名指同身寸法　　　　E. 小指同身寸法

4. 下列有关经络的描述,正确的是

A. 包括经脉和络脉　　　　　　B. 内属脏腑,外络肢节　　　　　C. 运行气血,濡养全身

D. 抗御外邪,保卫机体　　　　E. 调整阴阳,平衡人体

5. 腧穴可分为

　A. 十四经穴　　　　　　　　　B. 奇穴　　　　　　　　　　　　C. 阿是穴

　D. 十二经穴　　　　　　　　　E. 八会穴

6. 手三阴经的共同分布走向特点是

　A. 从前到后依次为肺经、心经、心包经

　B. 从胸(腹)走手

　C. 分布在上肢内侧

　D. 从前到后依次为肺经、心包经、心经

　E. 从手走头

7. 下列腧穴,属于足阳明胃经的是

　A. 天枢　　　　B. 阳陵泉　　　　C. 足三里　　　　D. 大椎　　　　E. 犊鼻

8. 在人体前正中线上的腧穴有

　A. 关元　　　　B. 中极　　　　C. 气海　　　　D. 天枢　　　　E. 中脘

9. 下列腧穴,属于奇穴的是

　A. 十宣　　　　B. 攒竹　　　　C. 膻中　　　　D. 腰阳关　　　　E. 太阳

10. 足三里穴主要用于治疗

　A. 腹胀　　　　　　　　　　　B. 泄泻　　　　　　　　　　　　C. 胃痛

　D. 下肢痿痹　　　　　　　　　E. 头痛

(二) 名词解释

1. 经络
2. 腧穴
3. 十二经脉
4. 奇经八脉
5. 十四经穴
6. 奇穴

(三) 填空题

1. 十四经穴是指归属于_____与_____的腧穴。
2. 腧穴的定位方法有_____、_____、_____和简便定位法四种。
3. 根据骨度折量定位法,上肢部肘横纹至腕掌(背)侧远端横纹为_____寸。
4. 足三里的定位在犊鼻穴下_____寸,犊鼻与解溪连线上。
5. 迎香穴的正确定位在鼻翼外缘中点旁,当_____中。
6. 在手背第 2 掌骨桡侧的中点处的穴位是_____。
7. 列缺穴在桡骨茎突上方,腕掌侧远端横纹上_____寸,拇短伸肌腱与拇长展肌腱之间,拇长展肌腱沟的凹陷中。
8. 大椎的定位在_____棘突下凹陷中。
9. _____的定位在头顶正中线上,当两耳尖连线与头正中线的交点处。
10. 三阴交的定位在内踝尖上_____寸,当胫骨内侧缘后际。

(四) 简答题

1. 简述腧穴的主治作用。
2. 简述三阴交穴的归经、定位及其主治。

3. 简述风池穴的归经、定位及其主治。

4. 简述血海穴的简便取穴法。

（五）病例分析题

病人,女,43 岁。因"胃部隐痛 3 天"来医院就诊。病人胃脘部疼痛隐隐,痛处喜按,空腹痛甚,纳后痛减,伴有神疲乏力,手足不温,大便溏薄,舌淡苔薄,脉迟缓,门诊以"胃痛"收入院。医嘱予艾条灸双侧足三里、内关穴各 5 分钟,每天 1 次。

（1）足三里、内关两穴分别是哪条经脉上的腧穴?

（2）如何定位足三里和内关穴?

（3）足三里、内关两穴各有什么主治特点?

# 四、参 考 答 案

（一）选择题

A₁ 型题

1. D　　2. E　　3. C　　4. B　　5. D　　6. A　　7. B　　8. D　　9. E　　10. C

11. A　　12. C　　13. A　　14. B　　15. D　　16. E　　17. B　　18. E　　19. B　　20. A

21. D　　22. C　　23. A　　24. D　　25. C　　26. D

A₂ 型题

1. C　　2. B　　3. A　　4. D　　5. B　　6. A　　7. E　　8. C　　9. E　　10. A

A₃ 型题

1. A　　2. C　　3. D

A₄ 型题

1. B　　2. E　　3. C　　4. A

B₁ 型题

1. E　　2. C　　3. A　　4. B　　5. C　　6. D　　7. B　　8. C　　9. E　　10. D

11. A　　12. C　　13. B　　14. D　　15. E　　16. A

X 型题

1. BD　　2. ABCDE　　3. ABC　　4. ABCDE　　5. ABC

6. BCD　　7. ACE　　8. ABCE　　9. AE　　10. ABCD

（二）名词解释

1. 经络:是人体内运行气血的通道,包括经脉和络脉。

2. 腧穴:是人体脏腑经络之气输注于体表的特殊部位。

3. 十二经脉:是十二脏腑所属的经脉,是经络系统的主体,故又称为十二"正经"。

4. 奇经八脉:是指别道奇行的经脉,包括督脉、任脉、冲脉、带脉、阴维脉、阳维脉、阴跷脉、阳跷脉。

5. 十四经穴:简称"经穴",是指具有固定的名称和位置,且归属于十二经脉与任、督二脉的腧穴。本类腧穴具有主治本经病证的共同作用,是腧穴的主要组成部分。

6. 奇穴:又称"经外奇穴",是指既有一定的名称,又有明确的位置,但尚未归入或不便归入十四经系统的腧穴。这类腧穴多数对某些病证具有特殊的治疗作用。

（三）填空题

1. 十二经脉、任督二脉

2. 骨度折量定位法、体表解剖标志定位法、指寸定位法

3. 12

4. 3

5. 鼻唇沟

6. 合谷

7. 1.5

8. 第 7 颈椎

9. 百会

10. 3

（四）简答题

1. 答：腧穴的主治作用主要有近治作用、远治作用、特殊作用。近治作用是指所有腧穴均具有治疗该穴所在部位及邻近组织、器官病证的作用，是一切腧穴主治作用所具有的共同特点。远治作用是指腧穴具有治疗本经循行所及的远隔部位的脏腑、组织器官病证的作用。特殊作用是指某些腧穴具有双向的良性调整作用和相对的特异治疗作用。

2. 答：（1）三阴交穴的归经：足太阴脾经。

（2）定位：在小腿内侧，内踝尖上 3 寸，胫骨内侧缘后际。

（3）主治：腹胀、肠鸣、泄泻、带下、阴挺、月经不调、遗精、阳痿、早泄、遗尿、心悸、失眠、下肢痿痹，阴虚诸证等。

3. 答：（1）风池穴的归经：足少阳胆经。

（2）定位：在颈后区，枕骨之下，胸锁乳突肌上端与斜方肌上端之间的凹陷中，横平风府。

（3）主治：头痛、眩晕、耳鸣、感冒、鼻塞、目赤肿痛、咽喉肿痛、颈项强痛等。

4. 答：血海穴的简便取穴法是病人屈膝，医者以左手掌心按于病人右膝髌骨上缘，第 2~5 指向上伸直，拇指成 45° 斜置，拇指指尖下便是穴。

（五）病例分析题

答：（1）足三里属于足阳明胃经，内关属于手厥阴心包经。

（2）足三里定位：在小腿外侧，犊鼻下 3 寸，犊鼻与解溪连线上。内关定位：在前臂前区，腕掌侧远端横纹上 2 寸，掌长肌腱与桡侧腕屈肌腱之间。

（3）足三里主治：胃痛、呕吐、腹胀、便秘、泄泻，下肢痿痹，以及强身保健等。内关主治：心痛、心悸、胸闷、眩晕、失眠、癫狂痫、胃痛、呕吐、呃逆、肘臂挛痛等。

（王俊杰）

# 第六章
# 中药用药护理

## 一、知识点导读

本章主要介绍中药用药的常用方法及其护理要点,通过本章的学习,要求了解中药的常用剂型和中药颗粒的临床应用进展;熟悉中药用药"八法"的不同护理方法和中药静脉用药法、中药雾化吸入法、中药口腔护理法、中药擦浴降温法的适用范围及注意事项;掌握中药煎煮法、中药口服法、中药灌肠法、中药外敷法、中药湿敷法、中药换药法、中药熏洗法、热熨法、中药离子导入法的概念、适应证、禁忌证、操作方法、注意事项、常见不良反应及处理等,为病人提供正确、优质的用药护理。

## 二、重点和难点

### (一) 中药煎煮法

1. 中药煎药用具　煎药用具以砂锅、瓦罐和陶瓷罐为佳,忌用铁、铜、锡、铝等容器。

2. 煎药用水的水质和水量　煎药用水以水质洁净、矿物质少为原则,第一煎的加水量以水超过药物表面 3~5cm 为准,二煎的加水量以水超过药物表面 2~3cm 为准。

3. 煎前泡药　药材煎前浸泡既有利于有效成分的充分溶出,又可缩短煎煮时间。以常温水为宜。一般复方汤剂加水搅拌后应浸泡 30~60 分钟;以花、叶、草类等药为主的方剂,需浸泡 20~30 分钟;以根、茎、种子、果实类等药材为主的方剂,需浸泡 60 分钟。

4. 煎药火候　一般以"先武后文"为原则,即在煎药开始用武火,至水沸后再改用文火,并保持在微沸状态,既可减慢水分的蒸发,又有利于有效成分的煎出。

5. 煎药时间　一般药物第一煎需 20~30 分钟,第二煎需 10~20 分钟;解表、芳香类药物,第一煎需 15~20 分钟,第二煎需 10~15 分钟;受热易变性的药物,如钩藤、大黄等,应待其他药物煎好前 5~10 分钟加入;滋补类药物,第一煎 40~60 分钟,第二煎 30~40 分钟;有毒性的药物,如附子、乌头等需久煎,60~90 分钟。

6. 特殊药物煎法　有先煎、后下、包煎、另炖(另煎)、烊化、冲服、泡服、兑服等。

7. 中药颗粒临床应用

(1) 中药配方颗粒与中药饮片的关系:两者都是依据中医辨证论治的特色和中药材的性味归经、功效主治,遵循君臣佐使的原则来组方的,中药配方颗粒实质是浓缩的全成分的中药饮片,二者共存于临床。

(2) 中药配方颗粒的特点:不需煎煮,直接冲服;保质期长;调配方便、准确。

（二）中药口服法

1. 用药时间

（1）生津润燥、清暑解热药,不拘时间频服。

（2）健胃药宜于饭前服用;消导药宜饭后服用;止泻药及时给予,按时再服,泻止停药。

（3）滋补药宜空腹服用;涩精止遗药宜早、晚各服 1 次;安神药宜在睡前半小时服用。

（4）平喘药宜在哮喘发作前 2 小时服用。

（5）催吐药宜清晨、午前服;驱虫药宜清晨空腹或晚上睡前给予;截疟药发作前 3~5 小时给予。

（6）峻下逐水药宜清晨空腹服;润肠通便药宜空腹或半空腹服用;泻下药,入夜睡前服。

（7）调经一般根据证候,于经前和经期服用不同的药物。

2. 服药次数　汤剂一般每日 1 剂,煎煮两次,分 2 次服用。丸、片、散、膏等成药应定时服用,每日 2~3 次。急性病、热性病和重症病人酌情每日 2~3 剂,不拘时间,遵医嘱服用。病在口腔、咽喉宜缓慢频服或随时含服。呕吐病人或小儿病人宜小量频服。

3. 服药温度　有温服、热服和冷服之分。

4. 服药期间的观察护理　观察汗出、大便、小便、脉象、呼吸、血压、神色以及有无腹痛、恶心、呕吐、心悸气促等症状,并做详细记录。

（三）中药用药八法及护理

1. 汗法及护理

（1）病情观察:观察出汗特点,有汗、无汗、出汗时间、遍身出汗还是局部出汗等。

（2）生活起居护理:保持病室安静、通风、空气新鲜,室温应保持在 10~15℃。及时用干毛巾或热毛巾擦干汗液;汗止后及时更换衣被,并注意避风寒,以防复感。

（3）饮食护理:饮食宜清淡、易消化,忌食酸性和生冷食物。

（4）用药护理:汤剂应温服或热服;服药后卧床加盖衣被,保暖以助发汗,并且在短时间内大口喝下热稀饭约 200ml 或给予开水、热饮料、热豆浆等,以助药力,促其发汗,以微汗为宜。

（5）注意事项:汗法适用于表证,忌用冷敷、酒精擦浴等物理降温法,以免因冷而致汗孔闭塞,导致"闭门留寇"使邪无出路。若表邪未尽,又有里证,须使用表里双解法;若病邪已全入里,则不宜再用汗法。凡淋家、疮家、亡血家和剧烈吐下之后均禁用汗法。对于表邪已尽或麻疹已透、疮疡已溃、虚证水肿、自汗、盗汗、热病后期津亏者均不宜用汗法。

2. 吐法及护理

（1）饮食护理:服药期间应暂禁食,待胃肠功能恢复后再逐渐从流质至半流质、软食、普食过渡。食物宜温、软、熟、烂,忌辛辣、生冷、坚硬、粗糙之品。

（2）用药护理:涌吐剂作用迅猛,应事先向病人交代有关事项,以取得其合作。服药一般均宜从少量开始,视病情变化及病人耐受程度而逐渐增减药量,中病即止,不可久服。

3. 下法及护理

（1）饮食护理:实热证者在服药期间应暂禁食,待燥屎泻下后再给予米汤、粥等养胃气之品。服药后 3~5 天忌食油腻、辛辣食品,以防热结再作。里寒证者宜用甘温平补膳食,忌服寒凉滋腻食品。

（2）用药护理:泻下药一般空腹服用,如单纯为通便而服用润下药,应于睡前服用。攻下药中的大黄要后下或泡服,不宜久煎;芒硝不宜同其他药同煎,宜冲服或溶化后服;番泻叶宜泡服;芦荟宜入丸散服。

4. 和法及护理　亦称和解法,是通过和解疏泄作用的方药,以祛除病邪,调理脏腑气血等,使表里、上下、脏腑、气血调和的一种治法。适用于邪犯少阳,肝脾不和,肝胃不和,寒热错杂等病邪在半表半里之证。

5. 温法及护理

（1）生活起居护理：病室宜朝阳，室温应适度偏高。服药后，宜卧床休息，加厚衣被，以助药力透达四肢。

（2）饮食护理：饮食宜温性、热性，冬天多食羊肉、狗肉、桂圆等温阳之品，可适量吃一些红参，忌食生冷瓜果、凉性食物、油腻之品。

（3）用药护理：温阳补气之药，要文火煎煮，取汁温服；温经祛寒之剂，需煮沸后再文火煎 15~20 分钟，再取汁温服；对真寒假热证，温药入口即吐者，可采用温药凉服，以防呕吐。

6. 清法及护理

（1）生活起居护理：室温宜偏凉，衣被宜轻薄透气，环境宜安静。热盛动风者床边应加床栏，严防坠床。

（2）饮食护理：饮食上应给予清淡易消化的流质或半流饮食，多食蔬菜水果，多饮水或清凉饮料，如西瓜汁、梨汁、绿豆汤等生津止渴之品。

（3）用药护理：汤剂宜凉服或微温服。服药后需观察病情变化。

7. 消法及护理

（1）病情观察：应用消食导滞剂，注意观察病人粪便的性状、次数、质、量、气味和腹胀、腹痛及呕吐情况等；应用消痞化积药，注意观察病人的局部症状，如疼痛、肿胀、包块等。

（2）饮食护理：饮食宜清淡、易消化，忌生冷、硬、肥甘厚味之品，适当控制食量。肝郁气滞、肝胃不和之气积证，给予山楂、橘饼等理气消食之品，并配合情志护理。

（3）用药护理：药味清淡，取其气者，煎药时间宜短；药味厚重，取其质者，煎药时间宜长些。宜在饭后服用，不可久服，中病即止。年老体弱者慎用，脾胃虚弱者及孕妇禁用。

8. 补法及护理

（1）用药护理：补益类药大多质重味厚，宜多加水，浸透、煎透，一般煮沸后再文火煎煮 40~60 分钟，趁热过滤，宜饭前或空腹服用。阿胶、鹿角胶、人参等药品必须另煎。用药以渐进为主，不可大量摄补，以防壅滞之弊。

（2）饮食护理：以平补膳食缓缓调理为要，忌食辛辣、油腻、生冷及硬固的食物。阳虚者可选用牛肉、羊肉和桂圆等温补之品，忌生冷瓜果和凉性食品；阴虚者可选用银耳、木耳、甲鱼等清补之品，忌烟、酒、辛温香燥、耗津伤液之品；气虚者可选用山药、母鸡人参汤、黄芪粥等健脾、补肺、益气之品，忌生冷饮食；血虚者可选用动物血、猪肝、大枣、菠菜等补血养心之品；冬季宜温补，夏季宜清补。

（四）中药灌肠法

1. 概念　中药灌肠法是把中药溶液从肛门灌入直肠至结肠，通过肠黏膜的吸收，而达到治疗疾病目的的一种治疗方法。

2. 适应证和禁忌证　适用于慢性结肠炎、慢性痢疾、慢性肾衰竭、带下病、慢性盆腔炎、腹部手术后及便秘等。肛门、直肠和结肠手术病人，大便失禁、下消化道出血病人及妊娠妇女等禁用。

3. 注意事项　根据病变部位取合适体位，如病变在直肠和乙状结肠取左侧卧位，在回盲部取右侧卧位；臀部抬高 10cm；灌入药液温度 39~41℃；肛管插入深度 10~15cm；液面距肛门不超过 30cm；药液量不超过 200ml。

4. 常见不良反应及处理

（1）肠道黏膜损伤：温度过高可能损伤肠道黏膜，若出现损伤，应立即停止操作，必要时禁食。

（2）腹痛或腹泻不止：对症处理。

（3）药物过敏：包括皮肤过敏和胃肠道过敏，应对症处理。

（五）中药外敷法

1. 概念　中药外敷法是将中药研成细末，并与各种不同的赋形剂调成糊状制剂敷布于腧穴或患处,以治疗疾病的方法,古时又称敷贴。

2. 适应证与禁忌证　适用于疮疡、跌打损伤、烫伤、肠痈等外科病证;或内科的咳嗽、哮喘、肺痈、头痛等病证;或儿科的时行感冒、惊风、抽搐等病证;或妇科的崩漏、带下、产后恶露不净等病证。对所敷药物过敏者禁止使用。

3. 注意事项　药物应现配现用,夏天若以蜂蜜、饴糖作为赋形剂时,应加入少量 0.1%~0.2% 的苯甲酸,以防发酵变质。药物摊制应厚薄均匀,且敷药面积应大于患处。病人如感瘙痒,应及时告知护士,禁忌搔抓,以免引起感染。

4. 常见不良反应及处理

(1)皮肤变态反应:局部出现瘙痒、红疹、水疱等症状时,应立即停止敷药,并遵医嘱进行处理。

(2)中毒反应:若出现头晕、口麻、恶心、呕吐等症状时,应立即停止,并及时告知医生。该反应常出现在大面积使用外敷中药的病人。

(3)烫伤:局部起水疱,按烫伤护理。

### (六)中药湿敷法

1. 概念　中药湿敷法是将中草药煎汤取汁,用敷布浸润后直接敷于局部的一种治疗方法。

2. 适应证与禁忌证　适用于渗出液或分泌物较多的急慢性皮肤炎症、肢体关节扭挫伤、筋骨劳损、疮疡、痈疽等病证。痈疽、疮疡迅速扩散者、大疱性皮肤病及表皮剥脱松解症等禁止使用。

3. 注意事项　严格执行无菌操作,避免交叉感染。测试药液温度,防止烫伤。敷布大小应与患处相当,浸润药液后应干湿适宜,且紧贴患处。操作过程中不要外盖不透气的敷料如油纸、塑料膜等,以防渗出性病变的水分蒸发而加重病情。

4. 常见不良反应及处理(同中药外敷法前两项)

### (七)中药换药法

1. 概念　中药换药法是对疮疡、跌打损伤、烫伤、烧伤等病证的伤面进行清洗、用药处理、包扎等操作的一种方法。

2. 适应证　适用于疮疡、乳痈、跌打损伤、虫咬伤、烫伤、烧伤、痔瘘等外科、皮肤及肛肠科疾病。

3. 常用掺药　掺药即外用掺于药膏或油膏上或直接掺布于病变部位的中药粉剂。临床常用掺药有消散药、腐蚀平胬药、生肌收口药、止血药等。

4. 注意事项　严格遵守无菌操作原则。换药时间以晨间护理之前为宜,不宜在病人进餐、入睡或亲属探视时进行。一般清洁伤口术后每 3 日换药 1 次,感染伤口应隔日换药 1 次,分泌物较多的伤口可每日 1~2 次。操作应认真、仔细、轻巧,尽量减少病人的痛苦,注意保护健康组织和新生上皮组织。

5. 常见不良反应及处理　同中药外敷法前两项。

### (八)中药熏洗法

1. 概念　中药熏洗法是将中药煎汤后,先用其蒸汽熏疗,待其温后再淋洗、浸浴全身或患处局部的一种方法。

2. 适应证与禁忌证　适用于内、外、妇、儿、骨伤、五官、皮肤等各科的多种疾病。急性传染病、恶性肿瘤、昏迷、有出血倾向、严重心脏病、重症高血压及哮喘发作者禁熏洗,妇女月经期及妊娠期禁止使用坐浴。

3. 注意事项　严格控制药液温度,熏蒸时药液温度一般为 50~70℃,淋洗温度应控制在 38~41℃。对伤口部位进行熏洗时,应严格按无菌技术操作进行。保护病人隐私,必要时需进行遮挡。熏洗一般每日 1 次,每次 20~30 分钟,视病情也可每日 2 次。

4. 常见的不良反应及处理

(1)低血糖反应:病人出现头晕、胸闷、心慌、气促等症状时,应立即停止熏洗,喝糖水或热水,平卧,更换干衣服,避风保暖。

（2）皮肤变态反应和烫伤:同中药外敷法。

**（九）热熨法**

1. 概念　热熨法是采用水、药物和其他辅料加热后,在患处或腧穴部位来回移动或回旋运转,以治疗疾病的一种方法。热熨法根据所用药物的不同,可分为药熨法、盐熨法、生姜熨法、酒熨法等。

2. 适应证与禁忌证　适用于脾胃虚寒型的胃痛、泄泻、呕吐;跌打扭伤所致的局部瘀血、肿痛、腰背不适、行动不便;以及风寒湿痹、偏瘫、癃闭等病证。各种实热证、恶性肿瘤、腹部包块性质不明者及麻醉未清醒者禁用;孕妇的腹部、身体大血管部位、皮肤破损处及局部感觉障碍者忌用。

3. 注意事项　操作时注意室内温度要适宜,以免病人感受风寒。热熨过程中,用力要均匀,开始时药袋用力宜轻,速度要快,随着其温度的降低,用力则应逐渐增大,同时减慢速度。注意控制好药熨袋的温度,一般应保持在 50~60℃,不宜超过 70℃,老年人及婴幼儿则不应超过 50℃,以防烫伤。若药熨袋温度过低应及时更换或加热。

**（十）中药离子导入法**

1. 概念　中药离子导入法是通过直流电将中药药液离子导入人体而治疗疾病的一种方法。

2. 适应证与禁忌证　适用于风寒湿痹、关节肿痛、颈椎病、肩周炎、腰椎间盘突出、神经麻痹、盆腔炎、中耳炎、角膜混浊、角膜斑翳等病证。对于高热、活动性结核、各类出血疾患、严重心功能不全病人,治疗部位有金属异物或植入心脏起搏器者,妊娠妇女等禁止使用。

3. 注意事项　注意药物离子的极性必须和仪器的极性一致。衬垫应有记号,一个衬垫供一种药物使用,用后洗净并消毒。电极板的金属部分不能与皮肤接触,以免灼伤皮肤。调节电流强度时,应注意逐渐增强或减弱,以免引起病人的不适感。治疗过程中应随时观察病人的反应,及时调整电流强度,避免电灼伤。

4. 常见的不良反应及处理

（1）局部皮肤电灼伤:按烧伤处理。

（2）药物变态反应:若施术部位皮肤出现皮疹、瘙痒及水疱时,应停止操作,注意观察局部皮肤的变化,必要时予抗过敏处理。

（3）其他:多次治疗后,部分病人施术部位的皮肤由于电解产物的刺激,可能会出现脱屑、瘙痒、小的皲裂及皮疹等反应,可选用青黛膏、甘油或皮炎平霜外涂,注意不可用手搔抓,以免感染。

**（十一）中药静脉用药法**

1. 概念　中药静脉用药法是将中药经提取、纯化后制成的无菌制剂直接注入或滴入静脉,以治疗疾病的方法。

2. 注意事项　①由于某些中药静脉注射剂可能会引起变态反应,必要时在使用前应进行皮试;②从小剂量、低浓度、慢滴速开始用药,严格按照推荐剂量使用;③静脉滴注过程中容易引起输液反应的发生,一旦出现,应立即停药,并采取相应救治措施;④中药注射剂应随用随配,配伍之后的中药注射剂应尽早使用;⑤输完中药制剂后,若还需滴注其他药物时,应使用生理盐水将输液管冲净后再滴入其他药物;⑥在准备静脉推注的中药制剂时,应先抽吸溶剂,再抽吸中药注射剂,以避免其在抽吸时产生泡沫。

**（十二）中药雾化吸入法**

1. 概念　中药雾化吸入法是利用超声波发生器将中药液体雾化,通过病人的吸入作用,使药物直达呼吸道病灶部位而治疗疾病的一种方法。

2. 注意事项　①询问病人中药用药史及药物过敏史;②制备中药药液时,应浓煎,注意随用随制;③仔细检查机器各部分是否连好,雾化罐要轻取轻放,以免打碎;④协助病人选取适宜体位,做好解释说明;⑤治疗过程中,随时询问病人感受,出现异常情况需及时处理;⑥吸入过程中,及时清除病人痰液及鼻腔分泌物,以利气体有效地吸入;⑦雾化吸入后,仪器的管道需要浸泡、清洗、消毒,保证一人一管,以防交叉感染。

**（十三）中药口腔护理法**

1. 概念　中药口腔护理法是运用不同的中药,对口腔进行清洁、消毒和护理的方法。

2. 注意事项　做好解释说明;指导病人掌握正确的护理方法;漱口后或口腔内涂敷药物时,30分钟内不可进食及饮水。

**（十四）中药擦浴降温法**

1. 概念　中药擦浴降温法是将中药药液冷却后,用其进行全身擦浴以达到降温目的的一种方法。

2. 注意事项　中药擦浴应辨证施护,不同证型的发热应使用不同的药物。选择适宜的擦浴部位。局部有皮损、肿块或对相应药物过敏者不宜使用。病情较重者,还应配合其他方法综合施治,以免耽误病情。

# 三、习　题

**（一）选择题**

**A₁ 型题**

1. 最常用的中药剂型是

　　A. 丸剂　　　　B. 汤剂　　　　C. 散剂　　　　D. 丹剂　　　　E. 茶剂

2. 煎药适宜器具是

　　A. 铁锅　　　　B. 铜锅　　　　C. 锡锅　　　　D. 砂锅　　　　E. 铝锅

3. 有关中药煎药用水,下列描述**不正确**的是

　　A. 煎药用水以水质洁净、矿物质少为原则

　　B. 药材倒入容器内,第一煎加水应超过药物表面 3~5cm

　　C. 煎药过程中,若水不够可随时加水

　　D. 煎药之前宜先用冷水泡药

　　E. 一般复方药泡药需要 30 分钟到 1 小时

4. 煎药时间正确的是

　　A. 一般药物第一煎需 10~20 分钟

　　B. 一般药物第二煎需 5~10 分钟

　　C. 滋补类药物第一煎需 15~20 分钟

　　D. 解表、芳香类药物第一煎 40~50 分钟,第二煎 30~40 分钟

　　E. 有毒性的药物需久煎,60~90 分钟

5. 中药汤剂煎煮的水量一般二煎加水至淹过药面

　　A. 0~1cm　　　B. 2~3cm　　　C. 4~5cm　　　D. 6~7cm　　　E. 8~9cm

6. 下列**不需要**先煎的药物是

　　A. 花草类　　　　　　　B. 矿石类　　　　　　　C. 贝壳类

　　D. 质轻量大的药物　　　E. 泥沙多的药物

7. 煎煮时需要烊化的药物是

　　A. 麻黄　　　B. 大黄　　　C. 人参　　　D. 鹿角胶　　　E. 桂枝

8. 临床常采用的煎药方法是

　　A. 五煎法　　　B. 四煎法　　　C. 三煎法　　　D. 两煎法　　　E. 一煎法

9. 蒲黄、海金沙入汤剂宜

A. 先煎      B. 包煎      C. 烊化      D. 另煎      E. 久煎

10. 有毒的药物如附子、乌头药物入汤剂宜

     A. 先煎      B. 包煎      C. 烊化      D. 另煎      E. 后下

11. 气味芳香、成分易挥发的药物宜

     A. 包煎      B. 先煎      C. 烊化      D. 后下      E. 另煎

12. 滋补药的煎法应武火煮沸后

     A. 文火久煎          B. 武火急煎          C. 武火久煎

     D. 文火略煎          E. 另煎兑入

13. 细小而含黏液质多的种子类药入汤剂宜

     A. 久煎      B. 先煎      C. 烊化      D. 另煎      E. 包煎

14. 滋补药的服药时间是

     A. 饭前服          B. 饭后服          C. 多次分服

     D. 空腹服          E. 睡前服

15. 呕吐病人服用汤药宜

     A. 清晨服          B. 饭前服          C. 饭后服

     D. 睡前服          E. 小量频繁

16. 健胃药的服药时间是

     A. 多次分服          B. 腹胀时服          C. 饭前服

     D. 饭后服          E. 睡前服

17. 驱虫药服用最好选在

     A. 清晨空腹服          B. 早、晚各服 1 次          C. 饭前

     D. 饭后          E. 频繁

18. 下列有关服药温度的叙述,正确的是

     A. 真热假寒用寒药,应凉服          B. 真寒假热用热药,应热服

     C. 脾胃虚弱应温服          D. 清热解毒药应热服

     E. 活血化瘀药应温服

19. 下列服药禁忌中**不正确**的是

     A. 服发汗药后,忌服热的食物

     B. 热性病忌食辛辣、油腻、煎炸食物

     C. 寒性病忌食生冷食物

     D. 胸痹病人忌食肥肉、烟酒

     E. 疮疡肿痛者应忌食鱼、虾、蟹、羊肉等食物

20. 下列有关服药期间的病情观察和护理,**不正确**的是

     A. 解表类汤剂,给药后应详细观察病人有无汗出

     B. 驱虫杀虫药,给药后应观察虫体的排出

     C. 利湿、逐水剂,给药后应观察有无腹痛、腹泻或恶心、呕吐

     D. 泻下药,给药后应观察其第一次排便时间、排便次数

     E. 服用峻下热结剂,排出燥屎后带有稀便,应立即停止给药

21. **不属于**"八法"内容的是

     A. 汗法      B. 吐法      C. 清法      D. 宣法      E. 和法

22. 下法的护理措施中**不正确**的是

     A. 服药宜空腹服,温开水送下

B. 服药后轻微腹痛是正常现象

C. 服药后中病即止,不可久服

D. 病人服药期间应多下床活动,促其排便

E. 服药期间应多吃水果和蔬菜

23. **不属于**消法范畴的是

    A. 通导大便                B. 消痞化癥                C. 消痰祛水

    D. 消食导积                E. 消疮散痈

24. **不宜**使用下法治疗的是

    A. 宿食      B. 结痰      C. 蓄血      D. 积水      E. 痞块

25. 下列食物中,属于使用汗法时禁忌的是

    A. 清淡食物                B. 热性食物                C. 辛辣食物

    D. 酸性食物                E. 发物

26. 和法适用于

    A. 寒证                   B. 半表半里证           C. 表证

    D. 里证                   E. 热证

27. 下列有关补法的护理措施,**不正确**的是

    A. 服药宜饭前或空腹服用

    B. 用药以渐进为主,不可大量摄补

    C. 冬季宜清补,夏季宜温补

    D. 阳虚者忌生冷瓜果和凉性食品

    E. 阴虚者忌烟、酒,辛温香燥,耗津伤液之品

28. 下列有关服用解表发汗中药后的生活指导,正确的是

    A. 多饮冰水                B. 少饮水                  C. 加盖衣被捂汗

    D. 汗出后即洗澡           E. 汗出后多食寒凉水果

29. 中药保留灌肠时,一次灌注量不应超过

    A. 100ml      B. 150ml      C. 200ml      D. 300ml      E. 400ml

30. 中药保留灌肠,药液一般应注意保留

    A. 10 分钟以上          B. 20 分钟以上          C. 30 分钟以上

    D. 40 分钟以上          E. 60 分钟以上

31. 下列中医古籍中,最早记录使用地胆等药外敷治疗"牡痔"的是

    A.《黄帝内经》          B.《五十二病方》         C.《肘后备急方》

    D.《普济方》            E.《理瀹骈文》

32. 疮疡初起时,敷药面积应

    A. 敷满整个病变部位,且超过肿势范围 1cm 左右

    B. 敷满整个病变部位,且超过肿势范围 2cm 左右

    C. 敷满整个病变部位,且超过肿势范围 3cm 左右

    D. 敷满整个病变部位,且超过肿势范围 4cm 左右

    E. 敷满整个病变部位,且超过肿势范围 5cm 左右

33. 下列掺药中属于生肌收口药的是

    A. 红灵丹      B. 丁桂散      C. 八宝丹      D. 白降丹      E. 桃花散

34. 使用熏洗法熏蒸时适宜的温度是

    A. 20℃      B. 30℃      C. 40℃      D. 50℃      E. 60℃

35. 下列属于熏洗法禁忌证的是
    A. 脓疱疮　　　　　　　　　B. 银屑病　　　　　　　　　C. 痛经
    D. 乳痈　　　　　　　　　　E. 恶性肿瘤

36. 下列关于中药静脉用药法的描述,正确的是
    A. 中药静脉注射剂使用前无需进行皮试
    B. 中药静脉滴注过程不易引起输液反应
    C. 在准备静脉推注的中药制剂时,应先抽吸溶剂,再抽吸中药注射剂
    D. 中药静脉用药法主要适用于风寒湿痹、跌打扭伤所致的局部瘀血、肿痛
    E. 中药静脉用药法常见的不良反应有低血糖反应和皮下出血

37. 清代吴师机所著的《理瀹骈文》集敷贴疗法之大成,载有外敷方药近
    A. 100 首　　B. 200 首　　C. 300 首　　D. 400 首　　E. 500 首

38. 中药外敷时,药膏的厚度应为
    A. 0.1~0.3cm　　　　　　　B. 0.2~0.4cm　　　　　　　C. 0.3~0.5cm
    D. 0.5~0.7cm　　　　　　　E. 0.6~0.8cm

39. 马王堆汉墓出土的《五十二病方》,其中载有熏洗方
    A. 5 首　　B. 6 首　　C. 7 首　　D. 8 首　　E. 9 首

A₂型题

1. 病人,女,24 岁。外感初起,有恶寒、发热、头痛等症。宜用
    A. 汗法　　　B. 下法　　　C. 吐法　　　D. 和法　　　E. 清法

2. 病人,男,70 岁。腰膝酸痛,肢体痿软,行走无力。宜用
    A. 温法　　　B. 消法　　　C. 补法　　　D. 和法　　　E. 清法

3. 病人,男,30 岁。因暴饮暴食,导致胃脘胀满疼痛。宜用
    A. 汗法　　　B. 温法　　　C. 清法　　　D. 和法　　　E. 吐法

4. 病人,男,58 岁。恶寒发热,无汗,口不渴,苔薄白,脉浮紧。下列最适宜送服中药的是
    A. 冷开水　　B. 姜汤　　C. 淡盐水　　D. 红枣汤　　E. 蜂蜜水

5. 病人,男,76 岁。恶寒蜷卧,手足厥冷,口鼻气冷,冷汗自出。宜用
    A. 温法　　　B. 补法　　　C. 吐法　　　D. 和法　　　E. 清法

6. 病人,女,30 岁。因淋雨而恶寒发热,头身疼痛,后背发凉,无汗。其护理措施中**错误**的是
    A. 观察病人的寒热、汗的变化　　　　　　　B. 注意保暖
    C. 药物不宜久煎　　　　　　　　　　　　　D. 药物宜凉服
    E. 饮食宜温热,可予生姜茶

7. 病人,男,36 岁。形体壮实,近日来持续高热,无恶寒,头痛,咳嗽,痰黄,口干渴,大便秘结。其护理措施正确的是
    A. 中药应热服
    B. 服药期间可食肥甘厚味、营养丰富之品
    C. 热消邪除后需继续服药
    D. 饮食上多食清热生津之品
    E. 宜安排朝阳,温度偏高的房间

8. 病人,女,24 岁。突然昏厥,四肢震颤,自汗肢冷,呼吸微弱,面色苍白,口唇无华,舌质淡,脉细无力。医生开方参附汤。对其用药护理的叙述中,**错误**的是
    A. 时间紧急可用热水煎药
    B. 可多次服药

C. 可用灌服

D. 病人神志清醒后即停止服药

E. 可配合补血补气的食物

9. 病人,男,62岁。咳嗽反复发作8年,每年发作10多次,经常感冒,程度颇重。现症见:咳嗽阵作,痰黄白色,喉中有哮鸣声,神疲乏力,口干且苦,纳食不佳。舌质红、薄白苔,脉弦细。病人欲寻求中药敷贴治疗,可选用的腧穴是

A. 脾俞、胃俞　　　　　　B. 肝俞、膈俞　　　　　　C. 肺俞、定喘

D. 心俞、少泽　　　　　　E. 足三里、委中

10. 病人,男,60岁。患高血压病已十余年,血压常波动在24/11kPa左右。现症见:头晕目眩,耳鸣胸闷,夜寐多梦,腰腿酸楚,心悸心慌,口干。舌质偏红,苔薄,脉弦滑。中药敷贴时可选用

A. 肺俞、肾俞、尺泽　　　　B. 心俞、胆俞、神门　　　　C. 肝俞、脾俞、阴陵泉

D. 肝俞、肾俞、膈俞　　　　E. 肾俞、胃俞、太溪

### A₃ 型题

(1~3题共用题干)

患儿,男,8岁。4天前因吃较多月饼后,食欲渐退,于今早呕吐一次,现发热,纳呆,欲呕,大便干,每日一次。

1. 依据上述症状,判断患儿最可能为

A. 外感风寒　　　　　　B. 食积郁热　　　　　　C. 脾胃虚弱

D. 积痰　　　　　　　　E. 心火上亢

2. 中药用药宜用

A. 温法　　B. 补法　　C. 和法　　D. 消法　　E. 清法

3. 服药时应注意

A. 饭前服　　　　　　　B. 饭后服　　　　　　　C. 长期服

D. 和收敛药同服　　　　E. 睡前服

(4~6题共用题干)

病人,女,46岁,反复喉中哮鸣30年,加重1周。病人16岁时因食海鲜突发呼吸困难,喉中哮鸣有声,不能平卧,经治疗缓解。后常因饮食不当或受凉而发作,不能自行缓解。一周前因受凉后而复发,现症见:呼吸困难,喉中有哮鸣声,呼吸急促,胸闷,时有咳嗽咽痒,痰稀薄色白,咯吐不利,神疲乏力,面色晦黯,口渴喜热饮,头痛,舌淡红苔白稍腻,脉滑。支气管激发试验阳性。

4. 病人的中医诊断是

A. 咳嗽(风寒袭肺证)　　B. 哮证(寒哮证)　　　　C. 喘证(痰热壅肺证)

D. 胸痹(心肾阳虚证)　　E. 水肿(脾肾阳虚证)

5. 护治原则为

A. 祛风散寒,化痰止咳　　B. 温肺散寒,化痰平喘　　C. 清热化痰,止咳平喘

D. 补益心肾,活血化瘀　　E. 补脾益肾,利水消肿

6. 中药敷贴,可选用

A. 脾俞、胃俞、阴陵泉　　B. 肝俞、膈俞、太冲　　　C. 肺俞、定喘、丰隆

D. 心俞、少泽、前谷　　　E. 足三里、委中、胃俞

### A₄ 型题

(1~4题共用题干)

病人,女,35岁,已婚,已育。近一年白带量多,色黄质稠。腰腹疼痛,左侧为甚。月经期延后,且量少夹紫色血块,面容憔悴,体倦乏力。经妇科检查,宫颈中度糜烂。B超检查发现:盆腔左侧液暗区,

约 3cm×4cm 大。医嘱予以中药灌肠。

1. 中药灌肠的适应证是
   - A. 月经不调
   - B. 急性盆腔炎
   - C. 慢性盆腔炎
   - D. 阴道炎
   - E. 尿路感染

2. 中药灌肠时合适的卧位是
   - A. 截石位
   - B. 左侧卧位
   - C. 右侧卧位
   - D. 膝胸位
   - E. 无特殊要求

3. 中药灌肠最严重的不良反应是
   - A. 发热
   - B. 腹痛
   - C. 腹泻
   - D. 肠道黏膜损伤
   - E. 药物过敏

4. 若病人在灌肠过程中突然出现剧烈腹痛，面色苍白，出冷汗，护士首先要做的是
   - A. 嘱病人深呼吸
   - B. 给予病人止痛药
   - C. 给予病人抗过敏药
   - D. 立即停止灌肠
   - E. 减慢药液注入速度

（5~8 题共用题干）

病人，男，67 岁。5 年前因劳累后出现心前区闷痛，每于劳累或情绪激动时症状加重，口服硝酸甘油片可以缓解。现症见：偶有胸闷、胸痛，劳累后加重，气短、乏力、口干，腰膝酸软无力，手足心热，盗汗，大便干结。舌质暗红，有瘀斑，苔薄白，脉弦细，沉取无力。

5. 该病人的证型是
   - A. 肝郁气滞
   - B. 心脾两虚
   - C. 脾肾阳虚
   - D. 肾阴虚
   - E. 肾阳虚

6. 护治原则是
   - A. 疏肝理气，活血化瘀
   - B. 健脾养心，补益气血
   - C. 补脾益肾，行气活血
   - D. 滋阴益肾，活血化瘀
   - E. 温补肾阳，活血化瘀

7. 中药敷贴可选用
   - A. 肝俞、太冲、血海
   - B. 脾俞、心俞、合谷
   - C. 脾俞、肾俞、关元
   - D. 肾俞、心俞、膈俞
   - E. 肾俞、关元、气海

8. 若病人平素时常头晕目眩，血压偏高，可敷贴的腧穴有
   - A. 少商、太白
   - B. 神门、大陵
   - C. 内关、阴陵泉
   - D. 三阴交、绝骨
   - E. 关元、委中

B₁ 型题
   - A. 海蛤壳、牡蛎、附子
   - B. 薄荷、藿香、砂仁
   - C. 蒲黄、旋覆花、枇杷叶
   - D. 人参、西洋参、鹿茸
   - E. 阿胶、龟甲胶、鹿角胶

1. 入汤剂宜先煎的药物是
2. 入汤剂宜包煎的药物是
3. 入汤剂宜另行烊化的药物是
4. 入汤剂宜后下的药物是
   - A. 三七、琥珀、珍珠
   - B. 姜汁、梨汁、蜂蜜
   - C. 砂仁、豆蔻、沉香
   - D. 人参、西洋参、鹿茸
   - E. 番泻叶、胖大海、菊花

5. 宜另煎的药物是
6. 宜冲服的药物是
7. 宜兑服的药物是
8. 宜泡服的药物是

A. 武火急煎　　　　　　　B. 文火久煎　　　　　　　C. 武火久煎
D. 不宜久煎　　　　　　　E. 另煎兑入

9. 解表类药的煎法是

10. 滋补类药的煎法是

A. 饭前服　　　　　　　　B. 清晨服　　　　　　　　C. 饭后服
D. 睡前服　　　　　　　　E. 不拘时频服

11. 清暑解热药的服用时间是

12. 消导药的服用时间是

13. 催吐药的服用时间是

14. 泻下药的服用时间是

A. 先煎　　　B. 后下　　　C. 包煎　　　D. 另煎　　　E. 烊化

15. 贝壳类、矿石类入汤剂宜

16. 胶质类入汤剂宜

17. 质地比较轻的药入汤剂宜

18. 芳香类入汤剂宜

A. 10~12 分钟　　　　　　B. 15~20 分钟　　　　　　C. 25~30 分钟
D. 40~60 分钟　　　　　　E. 60~90 分钟

19. 芳香类药物一煎的时间是

20. 有毒药物煎煮的时间是

21. 滋补药物一煎的时间是

A. 汗法　　　B. 温法　　　C. 清法　　　D. 吐法　　　E. 补法

22. 由温、热、火邪所致的里热证最适合用

23. 腠理闭塞,营卫不通而寒热无汗的病证最适合用

24. 宿食壅阻胃脘的病人最适合用

A. 和法　　　B. 温法　　　C. 清法　　　D. 吐法　　　E. 下法

25. 脏腑经络因寒邪为病之证最适合用

26. 肝脾不和,肝胃不和等病邪在半表半里之证最适合用

27. 邪在肠胃所致的大便不通或热结旁流最适合用

A. 20~30℃　　　　　　　　B. 38~40℃　　　　　　　　C. 39~41℃
D. 50~60℃　　　　　　　　E. 80~90℃

28. 中药湿敷法的药液温度为

29. 中药灌肠法的药液温度为

30. 中药热熨法袋内温度为

A. 使用地胆等药外敷治疗"牡痔"

B. 用鸡蛋清、醋、猪油、水、蜂蜜、酒等作为基质调和外敷药治疗皮肤病

C. 将胡桃研成泥状,用醋调和外敷治疗白发

D. 用生附子研末和葱涎为泥,敷涌泉穴,以治疗鼻渊

E. 使用吴茱萸敷贴涌泉穴治疗口舌生疮

31.《食疗本草》中记述

32.《普济方》中载有

A. 适用于肿疡初起,肿势局限且尚未成脓者

B. 适用于肿疡脓成而未溃之时

C. 适用于溃疡腐肉已脱,脓水将尽之时

D. 适用于溃疡者

E. 适用于创伤出血者

33. 消散药的适应证是

34. 腐蚀平胬药的适应证是

**X 型题**

1. 正确的煎药方法是

A. 煎药用具宜选用砂锅、瓦罐和陶瓷罐为佳

B. 煎药用水以水质洁净、矿物质少为原则

C. 第一煎加水量超过药面 3~5cm,第二煎加水量超过药表面 2~3cm

D. 浸泡药材以常温水为宜,紧急情况可用沸水

E. 一般药物煎药时间一煎 20~30 分钟,二煎 10~20 分钟

2. 中药配方颗粒的特点

A. 不需煎煮,直接冲服      B. 储存过程中易吸潮      C. 携带方便

D. 保质期长      E. 疗效稳定

3. 下列清法护理措施中,正确的是

A. 室温宜偏凉

B. 饮食上应给予清淡易消化的流质或半流质

C. 中药汤剂宜热服

D. 清法一般针对里热证

E. 高热不退者可针刺大椎、曲池、合谷、风池等

4. 下列汗法护理措施中,正确的是

A. 室温宜安静、通风、空气新鲜

B. 饮食宜清淡、易消化

C. 汤剂宜武火轻煎

D. 汤剂应温服或热服

E. 对于表邪已尽或麻疹已透者不宜用汗法

5. 中药保留灌肠的正确方法是

A. 药液不应超过 500ml

B. 肛管进入直肠 15~17cm

C. 液面距肛门高度小于 30cm

D. 病变部位在直肠和乙状结肠取左侧卧位

E. 药液保留直肠内 0.5 小时

6. 下列各项,属于中药外敷法适应证的是

A. 跌打损伤      B. 肠痈      C. 哮喘

D. 惊风      E. 崩漏

7. 临床上常用的掺药种类有

A. 消散药      B. 腐蚀平胬药      C. 生肌收口药

D. 止血药      E. 清热解毒药

8. 临床常用的中药静脉注射剂有

A. 止喘灵注射剂      B. 清开灵注射液      C. 灯盏细辛注射液

D. 双黄连注射剂      E. 灯盏花素注射剂

（二）名词解释

1. 热服

2. 凉服

3. 汗法

4. 吐法

5. 下法

6. 和法

7. 温法

8. 清法

9. 消法

10. 补法

11. 中药熏洗法

12. 热熨法

13. 掺药

（三）填空题

1. 煎药器具忌用_____、_____、_____、_____等容器。

2. 煎药用水以_____、_____为原则。

3. 煎药的火候有_____和_____之分；一般临床上汤剂多采用_____煎法。

4. 一般复方汤剂加水浸泡_____分钟；以花、叶、草类等药为主的方剂需浸泡_____分钟；以根、茎、种子、果实类等主的方剂需浸泡_____分钟。

5. 服药的温度有_____、_____和_____之分。

6. 健胃药宜于_____服用；消导药宜_____服用；滋补药宜_____服用；催吐药宜_____服用。

7. 体质虚寒、风湿痹证者，最适宜用_____送服。

8. 需达到润肺止咳、润肠通便功效者，最适宜用_____送服。

9. 治疗风寒表证、肺寒、脾胃虚寒、呃逆等病证可用_____送服。

10. 中医用药八法是指_____法、_____法、_____法、_____法、_____法、_____法、_____法、_____法。

11. 下法有_____、_____、_____、逐下、攻补兼施之别。

12. 邪犯少阳，肝脾不和，肝胃不和，寒热错杂等病邪在半表半里之证适用于_____法。

13. 应用消食导滞剂，注意观察病人粪便的_____、_____、_____、_____和腹胀、腹痛及呕吐等情况。

14. 中药保留灌肠肛管插入直肠约_____cm，药液温度一般为_____℃，每次灌肠的药液不应超过_____ml。

15. 中药保留灌肠时协助病人取适宜体位，病变部位在直肠和乙状结肠取_____卧位；在回盲部取_____卧位。

16. 中药外用法具有_____、_____、_____、_____，起效迅速，使用安全，副作用小等特点，临床应用范围较广，且病人乐于接受。

17. 中药外敷法可使中药药力直达病所，以发挥其通经、活血、解毒、止痛等作用，同时通过中药对相应腧穴的刺激，以_____、_____，从而达到防护疾病的目的。

18. 中药湿敷法用于疮疡初起，能使毒邪以内达外、_____、化大为小，终至消散于无形；用于肿疡，可疏通腠理，_____，调和血脉，消肿止痛；用于溃疡，可_____，去滞止痛。

## （四）简答题

1. 简述吐法的用药护理。

2. 简述温法的用药护理。

3. 简述消法的饮食护理。

4. 简述中药保留灌肠的适应证和禁忌证。

5. 中药湿敷的过程中护士需注意什么？

6. 腐蚀平胬类掺药的适应证有哪些？

7. 中药口腔护理的注意事项有哪些？

## （五）病例分析题

1. 病人，男，36岁。昨日因受凉后而出现恶寒发热，无汗，头身酸痛不适，鼻塞，流涕，舌淡苔薄白，脉浮紧等症，诊断为风寒感冒，医生开方麻黄汤。

（1）该病人在用药方面属于八法中的哪一种？

（2）如何为病人及家属做煎药指导？

（3）如何护理该病人？

2. 病人，女，49岁。昨日发现右侧小腿皮肤发红，发热，因症状逐渐加重而前来就诊，现症见右侧小腿皮肤红、肿、热、痛，兼见周身不适，口渴，便秘，尿赤，舌质红，苔黄腻，脉滑数。遵医嘱，赤小豆研面，蛋清调和外敷。

（1）中药外敷之前病人需做哪些准备？

（2）中药外敷过程中病人需注意什么？

（3）该项操作有哪些不良反应，如何处置？

# 四、参考答案

## （一）选择题

**A₁ 型题**

| 1. B | 2. D | 3. C | 4. E | 5. B | 6. A | 7. D | 8. D | 9. B | 10. A |
|------|------|------|------|------|------|------|------|------|-------|
| 11. D | 12. A | 13. E | 14. D | 15. E | 16. C | 17. A | 18. C | 19. A | 20. C |
| 21. D | 22. E | 23. A | 24. E | 25. D | 26. B | 27. C | 28. C | 29. C | 30. E |
| 31. B | 32. B | 33. C | 34. C | 35. E | 36. C | 37. B | 38. C | 39. D | |

**A₂ 型题**

| 1. A | 2. C | 3. E | 4. B | 5. A | 6. D | 7. D | 8. A | 9. C | 10. D |
|------|------|------|------|------|------|------|------|------|-------|

**A₃ 型题**

| 1. B | 2. D | 3. B | 4. B | 5. B | 6. C |
|------|------|------|------|------|------|

**A₄ 型题**

| 1. C | 2. B | 3. D | 4. D | 5. D | 6. D | 7. D | 8. D |
|------|------|------|------|------|------|------|------|

**B₁ 型题**

| 1. A | 2. C | 3. E | 4. C | 5. D | 6. A | 7. B | 8. E | 9. D | 10. B |
|------|------|------|------|------|------|------|------|------|-------|
| 11. E | 12. C | 13. B | 14. D | 15. A | 16. E | 17. C | 18. B | 19. B | 20. E |
| 21. D | 22. C | 23. A | 24. B | 25. B | 26. A | 27. E | 28. B | 29. C | 30. D |
| 31. C | 32. D | 33. A | 34. B | | | | | | |

**X 型题**

| 1. ABCE | 2. ACDE | 3. ABDE | 4. ABCDE | 5. CD |
|---------|---------|---------|----------|-------|

6. ABCDE　　　　7. ABCD　　　　8. ABCDE

**（二）名词解释**

1. 热服：将煎好的汤剂趁热服下，或用热开水送服的方法。

2. 凉服：将煎好的汤剂放凉后服用或将中成药用凉开水送服的方法。

3. 汗法：亦称解表法，是通过宣发肺气、调畅营卫、开泄腠理等作用，促使人体微微出汗，使肌表的外感六淫之邪随汗而解的一种治法。

4. 吐法：亦称涌吐法或催吐法，是通过药物，使停留在咽喉、胸膈、胃脘等部位的痰涎、宿食或毒物从口中吐出的一种治法。

5. 下法：亦称泻下法，是通过荡涤肠胃、通利大便，使停留在肠胃中的宿食、燥屎、冷积、瘀血、结痰、停水等从下窍而出，以祛邪除病的一种治疗方法。

6. 和法：亦称和解法，是通过和解疏泄作用的方药，以祛除病邪，调理脏腑气血等，使表里、上下、脏腑、气血调和的一种治法。

7. 温法：亦称温阳法，是通过温中祛寒、回阳通络等作用，使寒气去，阳气复，经络通，血脉和的一种方法。

8. 清法：亦称清热法，是通过清热泻火，使邪热外泄，以清除里热的一种方法。

9. 消法：亦称消导法，即通过消食导滞和软坚散结作用，使气、血、痰、食、水、虫等积聚而成的有形之邪逐渐消散的一种治法。

10. 补法：亦称补益法，是针对人体气血阴阳，或某一脏腑之虚损，给予补养的一种治疗方法。

11. 中药熏洗法：是将中药煎汤后，先用其蒸汽熏疗，待其温后再淋洗、浸浴全身或患处局部的一种方法。

12. 热熨法：是采用水、药物和其他辅料加热后，在患处或腧穴部位来回移动或回旋运转，以治疗疾病的一种方法。

13. 掺药：即外用掺于药膏或油膏上或直接掺布于病变部位的中药粉剂。

**（三）填空题**

1. 铁、铜、锡、铝

2. 水质洁净、矿物质少

3. 文火、武火、先武后文

4. 30~60、20~30、60

5. 温服、热服、冷服

6. 饭前、饭后、空腹、清晨

7. 酒

8. 蜂蜜水

9. 姜汤

10. 汗、吐、下、和、温、清、消、补

11. 寒下、温下、润下

12. 和

13. 性状、次数、质、量、气味

14. 10~15、39~41、200

15. 左、右

16. 简、便、验、廉

17. 调整阴阳、疏通经络

18. 移深居浅、宣拔邪气、脱腐生新

**（四）简答题**

1. 答:涌吐剂作用迅猛,应事先向病人交代有关事项,以取得其合作。服药一般均宜从少量开始,视病情变化及病人耐受程度而逐渐增减药量,中病即止,不可久服。

2. 答:温阳补气之药,要文火煎煮,取汁温服;温经祛寒之剂,需煮沸后再文火煎 15~20 分钟,再取汁温服;对真寒假热证,温药入口即吐者,可采用温药凉服,以防呕吐。

3. 答:饮食宜清淡、易消化,忌生冷、硬、肥甘厚味之品,适当控制食量。肝郁气滞,肝胃不和之气积证,给予山楂、橘饼等理气消食之品,并配合情志护理。

4. 答:(1) 适应证:慢性结肠炎、慢性痢疾、慢性肾衰竭、带下病、慢性盆腔炎、腹部手术后及便秘等。

(2) 禁忌证:肛门、直肠和结肠手术病人,大便失禁、下消化道出血病人及妊娠妇女等。

5. 答:严格执行无菌操作,避免交叉感染。测试药液温度,防止烫伤。敷布大小应与患处相当,浸润药液后应干湿适宜,且应紧贴患处。操作过程中不要外盖不透气的敷料如油纸、塑料膜等,以防渗出性病变的水分蒸发而加重病情。

6. 答:适用于肿疡脓成而未溃之时;或痔疮、瘰疬、赘疣、息肉等病证;或疮疡破溃之后,疮口太小;或疮口僵硬;或胬肉突出及不脱等情况。

7. 答:①做好解释说明,如某些中药的味道可能会使病人出现恶心,应在操作前让清醒的病人知晓;②指导病人掌握正确的护理方法,如让病人懂得在使用中药漱口剂含漱时,应让舌在齿、颊、腭各面搅动,鼓漱后吐出。③漱口后或口腔内涂敷药物时,30 分钟内不可进食及饮水。

**（五）病例分析题**

1. 答:(1) 汗法。

(2) 中药宜武火轻煎,煮沸后用文火煮 5~10 分钟,不宜久煎,芳香药宜后下,以免有效成分挥发而降低药效。

(3) ①病情观察:观察出汗特点,有汗、无汗、出汗时间、遍身出汗还是局部出汗等。②生活起居护理:保持病室安静、通风、空气新鲜,寒冷季节室温应保持在 10~15℃。及时用干毛巾或热毛巾擦干汗液;汗止后及时更换衣被,并注意避风寒,以防复感。③饮食护理:饮食宜清淡、易消化,忌食酸性和生冷食物。④用药护理:汤剂应温服或热服;服药后卧床加盖衣被,保暖以助发汗,并且在短时间内大口喝下热稀饭约 200ml 或给予开水、热饮料、热豆浆等,以助药力,促其发汗,以微汗为宜。

2. 答:(1) 向病人解释操作的目的、步骤、相关事项;说明所用中药的主治功效及可能产生的副作用,以取得病人和(或)家属的知情同意;检查病人敷药部位的皮肤情况;根据需要置病人于舒适安全的体位。

(2) 在敷药期间应卧床休息;学会自我观察,如遇瘙痒,应及时告知护士,禁忌搔抓,以免引起感染;注意对敷药部位的防护,以防止药物外溢及敷料脱落而污染衣物。

(3) ①皮肤变态反应,出现局部瘙痒、红疹、水疱等过敏现象时,应立即停止敷药,并遵医嘱进行抗过敏处理。②中毒反应,出现头晕、口麻、恶心、呕吐等症状时,应立即停止敷药,并及时告知医生以采取相应的措施。该反应常出现在大面积使用外敷中药的病人。③烫伤,局部起水疱,按烫伤护理。

（崔　屹　郑方道）

# 7

# 第七章
# 拔 罐 法

## 一、知识点导读

本章主要介绍拔罐法的基本知识与精华概要,通过本章的学习,要求了解罐具的种类,熟悉拔火罐的形式、平衡火罐法的实施,掌握拔火罐的适应证和禁忌证、操作步骤、注意事项、不良反应及处理等,为临床上能熟练地应用此项技术奠定基础。

## 二、重点和难点

### (一)拔罐法的概念

拔罐法是一种以罐为工具,利用燃烧、抽吸、蒸汽等方法造成罐内负压,使其吸附于体表腧穴或患处的一定部位,局部皮肤出现充血、瘀血等良性刺激表现,从而达到调节脏腑、平衡阴阳、疏通经络、防治疾病的方法。

### (二)拔火罐法

1. 拔火罐的形式

(1)留罐:拔罐后将吸拔在皮肤上的罐具留置 5~15 分钟,多用于深部组织损伤、颈肩腰腿痛以及临床各科多种疾病。

(2)闪罐:用闪火法将罐吸拔在应拔部位后随即取下,再吸拔,再取下,反复操作,适用于痿弱、皮肤麻木或功能减退的虚弱病证、中风后遗症等。

(3)走罐:先于施罐部位和罐口涂上润滑剂,留罐后握住罐体,略用力将罐沿着一定路线反复推拉,适用于面积较大且肌肉丰厚的部位。

2. 拔火罐法

(1)目的:将风寒、瘀血、热毒、脓血通过吸拔排出体外。

(2)适应证:常用于外感风寒之头痛、关节疼痛、腰背酸痛、咳嗽气喘、脘腹胀满、腹痛泄泻、疮疡将溃或已溃脓毒不泄的外科疾患以及蛇伤急救排毒等。

(3)禁忌证:高热、抽搐和痉挛发作者。急性严重疾病、慢性全身虚弱性疾病及接触性传染病。有出血倾向的病人。急性关节、韧带、肌腱严重损伤骨折者未完全愈合前。眼、耳、鼻、口腔等五官孔窍处;皮肤破溃处;局部原因不明的肿块。婴幼儿及孕妇的腰骶部、腹部、前后阴、乳房等处。过饥、醉酒、过饱、过度疲劳者。精神失常、精神病发作期、狂躁不安、破伤风、狂犬病等不能配合者。

(4)常见不良反应及处理:局部不适感较明显时应取下重拔;晕罐应立即起罐,取平卧位,轻者饮水、休息片刻,重者可点按急救穴并采用中西医结合方法急救;皮肤烫伤小水疱者不必处理,大水疱者无菌注射器吸出疱内液体。

（三）平衡火罐法

1. 概念　是以中医的基本理论为基础,在传统罐法的基础上配合热疗、推拿等多种物理刺激达到温经通络、祛邪外达的疗效,从而激发人体阳气,调和脏腑,平衡阴阳。

2. 选择治疗部位的原则　选择躯体为主,四肢为辅;胸、腹、盆腔的器官的治疗,以背、腰、骶为主;急性病或慢性病急性发作常取健侧,反之,慢性病或急性病的恢复期宜取患侧。

3. 方法

（1）补泻原则:顺时针为补,逆时针为泻;顺经络为补,逆经络或垂直为泻;轻缓为补,重疾为泻。

（2）常用手法:平衡火罐以闪罐、留罐、走罐等手法为基础,在此之上又结合了摇罐、摩罐、抖罐、擦罐、推罐、弹罐、振罐等手法。

## 三、习　　题

（一）选择题

A₁ 型题

1. 拔罐疗法在古代最早被称之为

 A. 吸筒疗法     B. 火罐     C. 火罐气

 D. 角法     E. 拔罐子

2. 留罐又称坐罐,即拔罐后留置的时间是

 A. 1~2 分钟     B. 3~4 分钟     C. 5~15 分钟

 D. 16~20 分钟     E. 30 分钟

3. 针罐的描述**不正确**的是

 A. 针罐是将针刺与拔罐相结合的一种方法

 B. 针罐时先针刺得气留针,再以针为中心点拔罐

 C. 针罐留置 5~15 分钟

 D. 最后先起罐再起针

 E. 留针拔罐多用于实热瘀血证

4. 拔罐过程中出现不良反应,处理措施**错误**的是

 A. 烫伤小水疱可待自行吸收

 B. 晕罐症状较轻者静卧片刻即可

 C. 晕罐严重者按人中、合谷、内关、足三里急救

 D. 烫伤大水疱用针挑破即可

 E. 晕罐时应及时起罐

A₂ 型题

1. 病人,女,26 岁。夜间睡觉未盖衣被,感受风寒,头痛流涕。以下对拔罐治疗后表现描述**不正确**的是

 A. 有凉气外出     B. 温热感     C. 剧痛

 D. 紫红色罐斑     E. 毛孔增大

2. 病人,男,63 岁。近期腰背疼痛,关节僵硬。医嘱腰背部排罐治疗时罐具排列的数量是

 A. 9~10 个     B. 4~6 个     C. 11~12 个

 D. 1~3 个     E. 7~8 个

## A₃ 型题

（1~3 题共用题干）

病人，男，29 岁。近期背部出现多发性疖肿，局部红肿、疼痛，部分已化脓形成脓头，舌红苔黄，脉数。

1. 宜选择的治疗方法是
   A. 拔罐　　　B. 艾灸　　　C. 针刺　　　D. 药熨　　　E. 刮痧

2. 该操作适宜选择的部位是
   A. 骨骼凹凸不平　　　　　　　　　　B. 五官孔窍处
   C. 溃疡破裂处　　　　　　　　　　　D. 毛发较多处
   E. 肌肉丰厚、富有弹性的部位

3. 该操作描述**不正确**的是
   A. 摆放安全舒适的体位　　　　　　　B. 使用过物品按医院消毒原则处理
   C. 防止烫伤　　　　　　　　　　　　D. 可以随意变换体位
   E. 在施术周围填以脱脂棉花或纱布

## A₄ 型题

（1~4 题共用题干）

病人，女，48 岁。偶感风寒，头痛数日，全身酸痛，舌淡脉滑，医嘱拔罐治疗。

1. 护理时发际内首选的罐具是
   A. 玻璃罐　　　B. 抽气罐　　　C. 竹罐　　　D. 陶罐　　　E. 电热罐

2. 该罐具的优点描述**不正确**的是
   A. 没有火力温热刺激　　　B. 随意调节罐内负压　　　C. 避免烫伤
   D. 任何部位适用　　　　　E. 操作复杂

3. 以下情况中，毋需将罐具取下重拔的是
   A. 疼痛　　　　　　　B. 吸附过紧　　　　　　C. 烫伤
   D. 明显发热　　　　　E. 吸附力弱

4. 若采取闪罐治疗，背部闪罐的顺序是
   A. 对侧上—对侧下—中上—中下—近侧上—近侧下
   B. 对侧上—对侧下—近侧上—近侧下—中上—中下
   C. 对侧上—中上—近侧上—对侧下—中下—近侧下
   D. 近侧上—近侧下—对侧上—对侧下—中上—中下
   E. 近侧上—中上—对侧上—近侧下—中下—对侧下

## B₁ 型题

   A. 向上提罐
   B. 向下按罐
   C. 以腧穴为中心做环旋运动
   D. 沿神经或经络直线双向走行
   E. 沿神经或经络直线单向走行

1. 擦罐的手法为

2. 推罐的手法为

3. 摩罐的手法为

4. 振罐的泻法为

5. 振罐的补法为

X 型题

1. 拔火罐的禁忌证包括

    A. 外感风寒之头痛　　　　　B. 高热　　　　　　　　　C. 毒蛇咬伤

    D. 凝血障碍者　　　　　　　E. 疮疡将溃

2. 平衡火罐补泻方式正确的是

    A. 轻缓为补　　　　　　　　B. 顺时针为补　　　　　　C. 逆时针为泻

    D. 顺经络为补　　　　　　　E. 重疾为泻

**（二）名词解释**

1. 拔罐法

2. 排罐

**（三）填空题**

1. 拔罐的动作要_____、_____、_____、_____，防止烫伤。

2. 平衡火罐取位时，急性病或慢性病急性发作常取_____侧，反之，慢性病或急性病的恢复期宜取_____侧。

**（四）简答题**

简述拔火罐时护士的注意事项。

**（五）病例分析题**

病人，男，18 岁。主诉突发鼻塞，流清涕，继之恶寒、发热，周身关节酸痛，痰稀白，舌苔薄白，脉浮紧。查外周血白细胞 $9 \times 10^9/L$。病人选择拔罐治疗。

（1）如何评估病人是否适合拔罐治疗？

（2）如果病人适合拔罐治疗，应告诉病人如何准备？

（3）如果拔罐过程中病人出现晕罐，应如何处理？

# 四、参考答案

**（一）选择题**

$A_1$ 型题

1. D　　2. C　　3. E　　4. D

$A_2$ 型题

1. C　　2. B

$A_3$ 型题

1. A　　2. E　　3. D

$A_4$ 型题

1. B　　2. E　　3. C　　4. A

$B_1$ 型题

1. D　　2. E　　3. C　　4. A　　5. B

X 型题

1. BD　　2. ABCDE

**（二）名词解释**

1. 拔罐法：是一种以罐为工具，利用燃烧、抽吸、蒸汽等方法造成罐内负压，使其吸附于体表腧穴或患处的一定部位，局部皮肤出现充血、瘀血等良性刺激表现，从而达到调节脏腑、平衡阴阳、疏通经络、防治疾病的方法。

2. 排罐:沿某一经脉循行路线或某一肌束的体表位置,按照顺序排列成行吸拔多个罐具,称为排罐法。

（三）填空题

1. 稳、准、轻、快

2. 健、患

（四）简答题

答:拔火罐时护士需要注意的事项:拔罐时使病人取合理、舒适的体位,选择肌肉较丰厚、富有弹性的部位拔罐,骨骼凹凸不平和毛发较多处不宜拔罐。拔罐时动作要稳、准、快,避免火灼伤皮肤,起罐时切勿强拉或扭转,以免损伤皮肤。拔罐过程中应密切观察局部皮肤反应和全身情况,注意病人有无不适,若病人感觉拔罐部位有凉气外出或有温热感、微痛等现象,罐内皮肤呈紫斑、瘀血或丹痧,应告知病人此情况为正常反应,避免病人精神紧张。注意有无局部不适或晕罐先兆的出现,局部不适疼痛时,应取下重拔;有晕罐先兆时,应立即作相应的处理。

（五）病例分析题

答:(1)病人中医诊断应为风寒感冒(上呼吸道感染),外感风寒之头痛,全身酸痛属于拔罐的适应证,且该病人没有拔罐禁忌证,因此可选择拔罐疗法。

（2）准备内容:向病人解释操作目的、主要步骤、配合要点以及相关事项,如可先排空大、小便等。说明拔罐的作用及可能产生的不良反应,对于初次接受拔罐的病人应告知施术部位皮肤有紧张感或轻微的痛感,取得病人和(或)家属对执行该操作的知情同意。检查局部皮肤情况,并根据病情协助病人取安全舒适的体位。必要时做好遮挡及保暖工作。

（3）晕罐的处理:若病人出现头晕、心慌、恶心、面色苍白、呼吸急促、四肢厥冷、脉细数等现象,属于晕罐,应立即起罐,协助病人平卧(或头低足高位);轻者适量饮水、休息片刻即可恢复;重者可点按人中、合谷、内关、足三里、百会、气海、关元等穴,必要时采用中西医结合方法急救。

（赵清霞）

# 第八章
# 推 拿 法

## 一、知识点导读

本章主要介绍推拿法的基本知识与技能,通过本章的学习,要求了解推拿手法的作用原理、种类及技术要求,熟悉推拿手法的操作要领、常见病的推拿治疗方法;掌握成人常用的推拿手法,推拿法的适应证、禁忌证、操作步骤、注意事项、不良反应及预防处理等,为临床应用此项中医护理技术奠定基础。

## 二、重点和难点

**(一)概述**

1. 推拿法的概念 是指在中医基础理论指导下,根据病情在人体体表特定部位或穴位上,运用各种手法及某些特定的肢体活动进行按摩,以调节机体生理、病理状态,从而达到防治疾病的一种外治方法。

2. 推拿要领

(1)介质选择:如葱姜水、滑石粉、麻油、冬青膏、松节油、红花油等。

(2)体位的选择:对病人而言,宜选择感觉舒适、肌肉放松、能维持较长时间的体位;对操作者来说,宜选择一个方便手法操作,并有利于手法运用、力量发挥的操作体位。

(3)手法刺激强度的把握:手法刺激强度与手法压力成正比关系,与着力面积成反比。

(4)手法操作的施力原则:应遵循"轻—重—轻"的原则。

(5)手法的变换与衔接:变化自然、连续,而不间断,如同行云流水,一气呵成。

**(二)推拿手法**

1. 临床常用推拿手法 根据手法的动作形态,可分为摆动类、摩擦类、振动类、挤压类、叩击类和运动关节类,每大类又包括数种手法。

(1)摆动类手法:以指或掌、腕关节做协调的连续摆动,包括一指禅推法、滚法和揉法等。一指禅推法操作时腕部放松,沉肩、垂肘、悬腕,以肘部为支点,带动腕部和拇指关节做屈伸活动,手法频率为每分钟120~160次,适用于全身各部穴位。滚法是用小鱼际和第五、四、三掌骨及其掌指关节部分着力于一定部位上,使腕关节做屈伸外转的连续活动,手法频率为每分钟120~160次,适用于肩、背、臀及四肢等肌肉较丰厚的部位。揉法分掌揉法、指揉法和肘揉法三种,适用于全身各部。

(2)摩擦类手法:以掌、指或肘贴附在体表做直线或环旋移动,包括摩法、擦法、推法、搓法和抹法等。摩法是用掌面或示指、中指、环指面,附着于一定部位上,以腕关节为中心,连同前臂做环旋移动,频率为每分钟120次左右,适用于胸腹、胁肋部。擦法是用手掌的鱼际或全掌附着在一定部位,进行直线来回摩擦,频率为每分钟100次左右,适用于胸胁、腹、肩背、腰臀及下肢部。推法是用指、掌或肘部着力于一定部位上做单方向的直线移动,分为指推法、掌推法和肘推法,适用于人体各部。搓法是用双手掌面夹住一定部位,相对用力做快速搓揉,同时做上下往返移动,频率约为每分钟200次,用于腰部、背部、胁肋及四肢部,一般作为结束手法。抹法是用单手或双手拇指螺纹面紧贴皮肤,做上下或左右往返移动,适用于头面及颈项部。

(3)振动类手法:以较频的节律性轻重交替刺激,持续作用于人体,包括振法和抖法。振法是用手指或掌着力于体表,前臂和手部的肌肉强力地静止性用力,产生振颤动作,频率要求每分钟300次以上,分为指振法和掌振法。抖法是用双手握住肢体远端,用力做连续的小幅度地上下颤动。适用于四肢,尤其是上肢,多作为治疗的结束手法。

(4)挤压类手法:用指、掌或肢体其他部分按压或对称性地挤压体表,包括按法、点法、捏法、拿法、捻法和踩法等。按法分指按法和掌按法,适用于人体各部位。点法是用拇指端或拇指、示指指间关节点压体表,适用于肌肉较薄的骨缝处。捏法是用拇指与其他手指相对用力挤压受术部位,适用于背脊、四肢和颈项部。拿法是拇指与其余手指相对用力,在一定部位上或穴位上做一松一紧的提捏动作,适用于颈项、肩、四肢等部位。捻法是用拇、示指螺纹面捏住一定部位,两指相对做搓揉动作,频率约为每分钟200次,适用于四肢小关节。踩跷法是用双足节律性地踩踏施术部位,常用于治疗腰椎间盘突出症、肥大性脊柱炎、腰部肌肉僵硬等疾病。

(5)叩击类手法:用手掌、拳背、手指、掌侧面或桑枝棒叩打体表,包括拍法、击法和弹法等。拍法是用虚掌拍打体表一定部位,适用于肩背、腰臀及下肢部。击法是用拳背、掌根、掌侧小鱼际、指尖或借助于桑枝棒叩击体表一定部位,适用于腰背、臀、四肢等部位。弹法是用一手指指腹紧压住另一手指甲,用力弹出,连续弹击体表一定部位,频率为每分钟120~160次,适用于全身各部,尤以头面、颈项部常用。

(6)运动关节类手法:对关节做被动性活动的手法,包括摇法、背法和扳法等。摇法适用于颈、腰和四肢各关节。背法主要用于治疗腰部扭伤疼痛、腰椎间盘脱出症时做配合治疗。扳法用于治疗关节错位或关节功能障碍等疾病。

2. 推拿方法

(1)目的:加速血液循环,促进组织修复,改善皮肤、肌肉营养状况,提高机体的抵抗力。

(2)适应证:骨伤科、外科、内科、妇科、儿科、五官科疾病。

(3)禁忌证:未确诊的急性脊柱损伤,有严重的心、脑、肺疾病及有出血倾向者,皮肤破损处及瘢痕部位,各种骨折、骨质疏松、骨结核、急性传染病、精神病病人、妊娠妇女禁用。

(4)常见不良反应:主要有神经损伤、肌肉韧带损伤、骨折与脱位、晕推、休克及高位截瘫。

3. 常见病证的推拿方法

(1)头痛:取穴为印堂、头维、太阳、鱼腰、百会等头部穴位;风池、风府、天柱及项部两侧膀胱经。手法应用一指禅推法、揉法、按法、拿法。

(2)胃痛:取穴为中脘、气海、天枢、足三里;肝俞、脾俞、胃俞、三焦俞;肩井、手三里、内关、合谷及两胁部穴位。手法应用摩、按、揉、一指禅推法、拿、搓、抹法。

(3)腹胀:取穴为中脘、天枢、脾俞、胃俞、大肠俞等穴。手法应用摩、推、按、揉法。

(4)便秘:取穴为中脘、天枢、大横、关元、肝俞、脾俞、胃俞、肾俞、大肠俞、长强。手法应用一指禅推法、摩法、按法、揉法。

(5)失眠:取穴为睛明、印堂、攒竹、鱼腰、太阳、迎香、风池、百会、神门、足三里。手法应用按、推、摩、揉法,一指禅推法。

## 三、习 题

### （一）选择题

**A₁ 型题**

1. 我国最早的推拿专著是
   A.《保赤神婴》　　　　　B.《黄帝岐伯按摩十卷》　　　　C.《史记》
   D.《小儿推拿秘诀》　　　E.《周礼》

2. 整复类手法操作的四字要求是
   A. 稳、轻、巧、快　　　　B. 稳、狠、巧、快　　　　C. 稳、准、巧、缓
   D. 稳、准、刚、快　　　　E. 稳、准、巧、快

3. 一指禅推法、㨰法和拍法三者相同的操作要领是
   A. 着力点　　　　　　　　B. 肩部为支点　　　　　　C. 前臂主动运动
   D. 临床运用　　　　　　　E. 压力

4. 最适用于四肢小关节的手法是
   A. 拿法　　　B. 摩法　　　C. 点法　　　D. 抖法　　　E. 捻法

5. 手法操作过程中，所遵循的施力原则为
   A. 轻 - 重 - 轻　　　　　B. 轻 - 重 - 重　　　　　C. 重 - 重 - 轻
   D. 重 - 轻 - 重　　　　　E. 轻 - 轻 - 重

6. 使关节做被动环转运动的手法是
   A. 拍法　　　B. 捻法　　　C. 摇法　　　D. 扳法　　　E. 掐法

7. 小儿推拿中推法的频率是每分钟
   A. 60~80 次　　　　　　　B. 90~110 次　　　　　　C. 120~150 次
   D. 160~190 次　　　　　　E. 200~300 次

8. 旋推法与指揉法的区别是
   A. 方向　　　　　　　　　B. 轻重　　　　　　　　　C. 快慢
   D. 移动与否　　　　　　　E. 下肢部

9. 摩法多用于
   A. 头面部　　　B. 胸腹部　　　C. 腰背部　　　D. 上肢部　　　E. 下肢部

**A₂ 型题**

1. 病人，男，64 岁。便秘 1 个月，加重 2 天，伴有胸脘满闷，食欲不振，舌苔厚腻，脉滑。护理时首选的推拿方法是
   A. 拿法　　　B. 抹法　　　C. 摩法　　　D. 抖法　　　E. 踩跷法

2. 患儿，男，1 岁。自出生后体重不增，面色萎黄少华，毛发稀疏，纳呆少食，腹胀，大便干稀不调，舌质淡，苔薄白，脉细，指纹淡。护理时首选的推拿方法是
   A. 推法　　　B. 捏脊法　　　C. 摩法　　　D. 运法　　　E. 揉法

**A₃ 型题**

（1~3 题共用题干）

病人，女，48 岁。头痛 1 天，兼有心烦、胸闷等症。

1. 护理时首选的推拿手法是
   A. 一指禅推法　　　　　　B. 摇法　　　　　　　　　C. 扳法
   D. 掌摩法　　　　　　　　E. 搓法

2. 该法的操作频率是
   A. 80~100 次 / 分
   B. 120~160 次 / 分
   C. 170~190 次 / 分
   D. 200~220 次 / 分
   E. 230~250 次 / 分
3. 该法主要活动的关节是
   A. 肘关节和腕关节
   B. 肘关节和拇指关节
   C. 拇指关节和掌指关节
   D. 腕部和拇指关节
   E. 掌指关节和肘关节

### A₄型题

（1~4 题共用题干）

病人，男，32 岁。在接受推拿治疗过程中突感头晕目眩，面色苍白，恶心欲呕，多汗口干，心慌，四肢发冷，脉细速。

1. 病人此时出现的情况是
   A. 神经损伤
   B. 晕推
   C. 瘫痪
   D. 韧带损伤
   E. 骨折
2. 发生此情况的原因**不包括**
   A. 手法刺激过重
   B. 病人身体虚弱
   C. 病人高度紧张
   D. 室内空气不流通
   E. 病人过于年轻
3. 发生此情况后宜首选的处理措施是
   A. 掐按急救穴
   B. 告知家属
   C. 立即停止推拿操作
   D. 立即静脉补液
   E. 给病人喂糖水
4. 若在抢救过程中病人恶心呕吐症状较为严重，你可针对性选择的腧穴是
   A. 内关
   B. 天枢
   C. 合谷
   D. 神阙
   E. 中脘

### B₁型题

   A. 拇指指端或螺纹面
   B. 拇指偏锋
   C. 拇指指间关节背侧部
   D. 拇指掌指关节背侧部
   E. 第 5、4、3 掌指关节背侧部

1. 一指禅推法的着力点是
2. 擦法的着力点
   A. 80~100 次
   B. 120~160 次
   C. 170~190 次
   D. 200~300 次
   E. 300 次以上
3. 振法的操作频率是每分钟
4. 弹法的操作频率是每分钟

### X 型题

1. 一指禅推法的操作要求是
   A. 掌虚指实
   B. 紧推慢移
   C. 垂肘
   D. 沉肩
   E. 悬腕
2. 摇法的动作要求是
   A. 摇动时除被摇的关节、肢体运动外，身体其他部位应尽量配合运动
   B. 摇转的幅度应控制在人体生理活动范围内
   C. 摇转的幅度由小到大，逐渐增加
   D. 应该保持人体各关节相同的摇转幅度
   E. 摇转的速度宜慢，尤其是在开始操作时更宜缓慢
3. 失眠推拿基本治法中，头面颈肩部操作可应用

A. 推颈部两侧　　　　　B. 一指禅推印堂至太阳　　　　　C. 斜扳颈椎

D. 按揉睛明　　　　　E. 摇两肩关节

**（二）名词解释**

1. 推拿法

2. 运法

**（三）填空题**

1. 小儿推拿捏法也称为捏脊法，一般自_____穴直捏到_____穴。

2. 推法包括_____、_____和_____。

**（四）简答题**

简述推拿的禁忌证。

**（五）病例分析题**

病人，女，40岁。自觉失眠1周。病人平素多梦易醒，醒后难以入眠，心悸健忘，神疲乏力，纳少。1周前因劳累诸症加重，每天仅睡2小时，神疲乏力，面色少华，舌淡苔薄，脉细弱。中医诊断为心脾两虚型失眠，病人选择推拿治疗。

（1）该病人可以选用哪些推拿手法？

（2）护士操作时应注意些什么？

（3）推拿的不良反应有哪些？

# 四、参考答案

**（一）选择题**

**A₁型题**

1. B　　2. E　　3. C　　4. E　　5. A　　6. C　　7. E　　8. D　　9. B

**A₂型题**

1. C　　2. B

**A₃型题**

1. A　　2. B　　3. D

**A₄型题**

1. B　　2. E　　3. C　　4. A

**B₁型题**

1. A　　2. E　　3. E　　4. B

**X型题**

1. ABCDE　　　　　2. BCE　　　　　3. ABD

**（二）名词解释**

1. 推拿法：是指在中医基础理论指导下，根据病情在人体体表特定部位或穴位上，运用各种手法及某些特定的肢体活动进行按摩，以调节机体生理、病理状态，从而达到防治疾病的一种外治方法。

2. 运法：是小儿推拿的手法之一，以拇指桡侧面或示、中指指腹从一穴位向另一穴位做弧形运动或在选定穴位上做轻缓的环行运动。

**（三）填空题**

1. 长强、大椎

2. 指推法、掌推法、肘推法

（四）简答题

答：推拿的禁忌证主要有：①未确诊的急性脊柱损伤；②有严重的心、脑、肺疾病及有出血倾向者；③皮肤破损处及瘢痕部位；④各种骨折、骨质疏松、骨结核、急性传染病、精神病病人；⑤妊娠妇女。

（五）病例分析题

答：（1）该病人可以选用推拿手法的有：按、推、摩、揉法及一指禅推法。

（2）护士操作时应注意的事项包括：治疗过程要注意保暖；操作时摆放安全舒适的体位，操作者随时观察病人；根据医嘱选用不同的推拿介质；术前宜明确诊断，严格掌握推拿治疗的禁忌证和适应证；麻醉状况下不用推拿。

（3）推拿的不良反应包括：神经损伤、肌肉韧带损伤、骨折与脱位、晕推、休克及高位截瘫。

（赵清霞）

# 第九章
# 其 他 疗 法

## 一、知识点导读

本章重点介绍刮痧法、蜡疗法及耳穴压豆法等其他几项临床常用的中医护理技术,通过学习要求了解刮痧法、蜡疗法、耳穴疗法的作用机制,掌握刮痧法、蜡疗法、耳穴疗法的概念、适应证、禁忌证及操作方法。

## 二、重点和难点

### (一) 刮痧法

1. 概念　刮痧法是用边缘钝滑的器具如铜钱、瓷匙、水牛角、檀香木板等,蘸上水或香油或润滑剂等介质,在人体某一部位的皮肤上进行刮磨,使局部皮肤出现痧斑或痧痕的一种外治法。

2. 适应证与禁忌证　刮痧法适用于内、外、妇、儿、五官各科多种疾病的治疗。其禁忌证主要包括急性传染病、急腹症、重症心脏病、严重高血压等病人;形体过于消瘦者或久病体弱者或空腹者,皮肤有破损或有病变、下肢静脉曲张、有出血倾向等病人;妇女经期或妊娠期亦不能刮痧。

3. 刮痧的种类和手法　刮痧法的种类主要有两种:一种是直接刮痧疗法,另一种是间接刮痧疗法。刮痧法的手法有平刮、竖刮、斜刮、角刮等。

4. 刮痧的常用部位　常用部位有头部,包括眉心、太阳穴、鼻背等;颈项部,包括后项、颈部两侧;胸部,包括各肋间隙、胸骨中线;肩背部,包括两肩部、背部脊柱旁两侧;上下肢,包括上臂内侧、肘窝、下肢大腿内侧、委中穴上下、足跟后跟腱等。

5. 刮痧的角度与方向　刮痧用具应始终与皮肤保持45°~90°,从上至下、由内向外,单一方向刮擦局部皮肤,不要来回刮动。

6. 注意事项　病人过度饥饿、过饱、紧张不宜立即刮痧;室内避免直接吹风,体位不舒适可变换,刮痧力度以病人耐受为度,对不出痧或出痧少的部位不可强求出痧;骨骼、关节、肌肉丰满及需要点穴的部位应采用刮痧板棱角处点按刮拭;操作过程中病人如感觉头晕、出冷汗、呕吐等,应立即停止刮痧;治疗期间,应注意休息,饮食以清淡、易消化为宜,忌生冷油腻之品,刮痧后不洗凉水澡;前后两次刮痧应间隔3~6天,以皮肤痧退为准。

7. 常见不良反应和处理　晕痧,表现为头晕、面色苍白、心慌、出冷汗、四肢发冷、恶心欲吐或神昏仆倒等。预防措施包括空腹、过度疲劳病人忌刮;低血压、低血糖、过度虚弱和神经紧张、特别怕痛的病人轻刮。急救措施包括迅速让病人平卧;让病人饮用温糖开水;迅速用刮板刮拭百会穴(重刮)、人中穴(棱角轻刮)、内关穴(重刮)、足三里穴(重刮)、涌泉穴(重刮)。

（二）蜡疗法

1. 概念　蜡疗法是指将医用蜡加热熔化后，涂抹贴敷于体表以治疗疾病的外治方法，属温热疗法。具有改善皮肤局部微循环，达到通经、活络、止痛的功效。

2. 适应证与禁忌证　蜡疗法适用于各种扭、挫伤、外伤、神经性疼痛，以及某些消化系统及妇科疾病。局部皮肤感觉障碍、有出血倾向病人及婴幼儿不宜使用，心力衰竭、肾衰竭、恶性肿瘤、结核、化脓性感染、伤口持续渗出的病人禁用。

3. 蜡疗的种类与方法　主要有蜡布贴敷法、蜡饼贴敷法、蜡袋贴敷法、蜡液涂贴法及蜡液浸泡法。

4. 石蜡的作用　石蜡主要有温热、压缩、化学、润滑、止痛等方面的作用。

5. 注意事项　安置舒适、持久、不可变动的体位。如敷蜡部位出项瘙痒、红疹、水疱等症状时，应立即停止蜡疗。敷后如有出汗，应及时补充水分。石蜡在反复使用后必须清洁。小的熔蜡锅可每天或隔天一次清除锅底污物。清洁石蜡的方法有沉淀法、水煎清洁法、清洗过滤法。每隔 2~5 天可用几层纱布或细孔筛过滤熔化石蜡。重复使用的石蜡应加入 15%~25% 新石蜡，一般 1~3 个月加入一次，可重复使用不超过 5~7 次。创面溃疡和体腔用的石蜡不重复用。

6. 常见不良反应及处理

（1）皮肤变态反应：当局部出现瘙痒、红疹、水疱时，应停止蜡疗，并遵医嘱处理。

（2）烫伤：局部起水疱，按烫伤护理。

（3）外伤：蜡屑落在地面容易引起病人摔伤，一旦摔伤，应及时对症处理。

（4）烧焦：石蜡烧焦后产生的异味会导致病人或周围的人呛咳、呼吸困难，甚者诱发哮喘。如出现烧焦，应及时停止煮蜡，并通风换气驱散异味，尽量疏散病人或周围的人到空气清新的地方，等异味消失或变淡后再回病房。

（三）耳穴压豆法

1. 概念　耳穴压豆法是通过选用质硬而光滑的小粒种子、磁珠或药丸等贴压、刺激耳穴，以治疗疾病的一种最常用的耳穴疗法。具有疏通经络、调和气血、调理脏腑、调节神经平衡、镇静止痛、脱敏止痒等功效。

2. 适应证与禁忌证　耳穴压豆法主要适用于各种炎症及疼痛性病证，各种过敏性疾病，晕船、晕车的预防，以及戒烟、戒毒、减肥等。严重器质性疾病（如心脏病）及伴严重贫血者禁用，外耳有湿疹、溃疡、冻疮破溃者禁用；妊娠妇女、有习惯性流产史者宜慎用。

3. 耳穴的分布规律　与头面部相应的穴位在耳垂或耳垂邻近；与上肢相应的穴位在耳舟；与躯干和下肢相应的穴位在对耳轮和对耳轮上、下脚；与内脏相应的穴位多集中在耳甲艇和耳甲腔；消化道在耳轮脚周围环形排列。

4. 耳穴的取穴原则　主要包括根据脏腑功能取穴、根据西医学理论取穴、根据疾病部位取穴以及经验取穴等几方面。

5. 常用耳穴探查方法　包括观察法、按压法、电阻测定三种。

6. 注意事项　操作前正确评估病人的饥饱状况；对身体虚弱、气虚血亏的病人，刺激时手法不宜过强，并应尽量选用卧位；对初次接受耳穴压豆疗法或精神紧张者应做好解释工作；教会病人自我按压已贴的耳穴，每穴每次按压不少于 30 下，每天 3 次，每次持续时间不能超过 1 分钟；每次贴压后保持 3~7 天，夏天应 3 天更换一次；平时注意防水，避免弄湿胶布或脱落；如对胶布过敏者，可用黏合纸代之；选用光滑质硬的种子，如种子发霉不能使用。

7. 常见不良反应及处理

（1）变态反应：①胶布过敏，表现为被贴耳穴部位皮肤发红、发痒，对胶布过敏者，可缩短贴压时间并加压肾上腺、风溪穴，按压时切勿揉搓，以免搓破皮肤造成感染。②磁珠过敏，5%~10% 的病人会出现磁珠过敏，在行磁疗时出现头晕、恶心、乏力、局部灼热或刺痒等不良反应。若持续数分钟不消失时,可将磁体取下,即可消失。

（2）感染：出现感染应及时去除胶布,终止治疗,局部肿胀或表皮溃烂者涂擦紫药水。

（3）疼痛：治疗初期耳穴周围可能会有微痛,甚至影响睡眠,几天后症状消失,无需处理。

# 三、习　题

（一）选择题

$A_1$ 型题

1. 下列著作中,最早记载痧证的是
   A.《黄帝内经》　　　　　　　B.《伤寒杂病论》　　　　　　C.《世医得效方》
   D.《景岳全书》　　　　　　　E.《痧胀玉衡》

2. 刮痧疗法最初治疗的病证是
   A. 痛证　　　　B. 中暑　　　　C. 热证　　　　D. 虚证　　　　E. 痧证

3. 清代医书《痧胀玉衡》所总结的痧证有
   A. 42 种　　　　B. 43 种　　　　C. 44 种　　　　D. 45 种　　　　E. 46 种

4. 下列病证属于刮痧法禁忌证的是
   A. 中暑　　　　　　　　　　　B. 漏肩风　　　　　　　　　　C. 乳腺增生
   D. 急腹症　　　　　　　　　　E. 鼻渊

5. 关于直接刮痧法描述正确的是
   A. 是用一块毛巾或棉布覆盖于刮摩的皮肤上,然后再用刮具在覆盖物上刮摩
   B. 多用于婴幼儿
   C. 多用年老体弱者
   D. 可用于某些皮肤病的治疗
   E. 多用于实证病人

6. 适合刮痧的时间段是
   A. 餐前 1~2 小时　　　　　　B. 餐前半小时　　　　　　　C. 餐后即可
   D. 餐后半小时　　　　　　　E. 餐后 1~2 小时

7. 在下肢内侧部刮痧宜采取的体位是
   A. 俯卧位　　　　　　　　　　B. 俯伏坐位　　　　　　　　C. 站位
   D. 侧卧位　　　　　　　　　　E. 仰靠坐位

8. 刮痧的正确方向是
   A. 由下至上,由内向外,单一方向　　　　　　B. 由上至下,由内向外,单一方向
   C. 由上至下,由外向内,单一方向　　　　　　D. 由下至上,由内向外,来回刮动
   E. 由上至下,由内向外,来回刮动

9. 刮痧时,每个部位应刮拭的次数是
   A. 10 次　　　　B. 15 次　　　　C. 20 次　　　　D. 25 次　　　　E. 30 次

10. 刮痧后,痧斑绛红多提示
    A. 寒证　　　　B. 热证　　　　C. 虚证　　　　D. 实证　　　　E. 瘀证

11. 下列著作中,最早记载蜡疗法的是
    A.《黄帝内经》　　　　　　　B.《伤寒杂病论》　　　　　　C.《肘后备急方》
    D.《千金方》　　　　　　　　E.《景岳全书》

12. 下列属于蜡疗禁忌证的是

A. 腱鞘炎　　　　　　　　　B. 神经性皮炎　　　　　　　C. 胆囊炎

　　D. 不孕症　　　　　　　　　E. 肾衰竭

13. 对蜡疗所用的石蜡要求是外观洁白、无杂质,熔点为

　　A. 0~10℃　　　　　　　　　B. 15~25℃　　　　　　　　C. 30~40℃

　　D. 50~60℃　　　　　　　　　E. 70~80℃

14. 临床上常用的蜡疗法有

　　A. 3种　　　　　B. 4种　　　　　C. 5种　　　　　D. 6种　　　　　E. 7种

15. 根据中华人民共和国国家标准《耳穴名称和定位》(GB/T13734-2008),耳甲部主要有耳穴

　　A. 19个　　　　B. 20个　　　　C. 21个　　　　D. 22个　　　　E. 23个

16. 与头部相应的耳穴主要分布在

　　A. 耳轮　　　　B. 耳周　　　　C. 耳屏　　　　D. 耳甲　　　　E. 耳垂

17. 与消化道相应的耳穴主要分布在

　　A. 耳轮　　　　　　　　　　B. 对耳轮　　　　　　　　　C. 耳轮脚周围

　　D. 耳甲　　　　　　　　　　E. 耳垂

18. 耳穴神门位于

　　A. 耳轮　　　　B. 对耳轮　　　　C. 耳轮脚　　　　D. 三角窝　　　　E. 耳周

19. 耳穴肾上腺位于

　　A. 耳轮　　　　B. 耳周　　　　C. 耳屏　　　　D. 耳甲　　　　E. 耳垂

20. 耳穴内分泌位于

　　A. 耳轮　　　　B. 耳周　　　　C. 耳屏　　　　D. 耳甲　　　　E. 耳垂

**A₂ 型题**

1. 病人,女,36岁。表现为发热(38.2℃),微恶风,汗出不畅,咽部红肿疼痛,口渴欲饮,流黄涕,舌红,苔薄黄,脉浮数。希望辅以刮痧治疗,可刮拭的部位有

　　A. 取脊柱两旁,自上而下轻轻顺刮,逐渐加重

　　B. 取后项一直向下至第四腰椎处顺刮,同时刮肘部、曲池穴

　　C. 取长强穴至大椎穴处刮治

　　D. 蘸热酒先刮前额、太阳穴,然后刮背部脊柱两侧,也可配刮肘窝、腘窝

　　E. 取脊椎两旁(第5~7腰椎)刮治,同时配用刮治腘窝

2. 病人,男,42岁。表现为咳声嘶哑,痰少而黏不易咳出,口干唇燥,咽喉干痛,伴身热,微寒,鼻塞,舌质红,苔薄黄而干,脉小数。希望辅以耳穴压豆法治疗,可选取的耳穴是

　　A. 肺区、气管、咽喉、耳尖

　　B. 肺区、心区、胸区

　　C. 肝区、肾区、神门

　　D. 肝、胃、皮质下

　　E. 面颊区、额区、神门区

**A₃ 型题**

(1~3题共用题干)

　　病人,男,51岁。平素时常头晕、头痛,近日因症状加剧而前来就诊,现症见头痛明显,性情急躁易怒,面红目赤,口苦,舌质红,苔黄,脉弦,血压150/95mmHg。

1. 该病人耳穴压豆除取肝区、肾区、降压沟以外,还可贴压

　　A. 内分泌　　　　B. 肾上腺　　　　C. 肺　　　　D. 脾　　　　E. 耳尖

2. 该耳穴位于

  A. 耳轮    B. 耳周    C. 耳屏    D. 耳甲    E. 耳垂

3. 该耳穴在治疗中起的作用是

  A. 清热    B. 明目    C. 降压    D. 利尿    E. 安神

**A₄ 型题**

（1~4 题共用题干）

病人，女，49 岁。近 1 个月来，时常出现睡后易醒，醒则不易再睡，兼见多梦，心悸，面色少华，神疲肢倦，饮食无味，舌淡，苔薄，脉细弱。

1. 该病人中医辨证的证型是

  A. 肝郁化火      B. 痰热内扰      C. 心脾两虚

  D. 阴虚火旺      E. 心胆气虚

2. 应采用的护治原则是

  A. 疏肝清热      B. 化痰清热      C. 补益心脾

  D. 滋阴泻火      E. 补气镇惊

3. 病人要求用耳穴压豆法干预，可选取的耳穴是

  A. 神门、皮质下、心、肝      B. 皮质下、神门、心、肺、三焦

  C. 神门、皮质下、心、肾      D. 神门、皮质下、心、脾、胃

  E. 心、胆、神门、皮质下

4. 若病人因睡眠质量不好而出现了后头部疼痛，可在贴压上述耳穴的基础上加压

  A. 颈    B. 面    C. 枕    D. 颞    E. 额

**B₁ 型题**

  A. 急腹症      B. 严重的高血压      C. 乳腺增生

  D. 心、肾衰竭      E. 关节挛缩

1. 刮痧的适应证是

2. 蜡疗法的适应证是

  A. 胃    B. 肝    C. 肾

  D. 脾    E. 屏间（内分泌）

3. 主治生殖、妇科疾病的耳穴是

4. 主治更年期综合的耳穴是

  A. 胃    B. 肾    C. 肝

  D. 耳尖    E. 下脚端（交感）

5. 主治目赤肿痛的耳穴是

6. 主治肝气郁结、目疾的耳穴是

  A. 项部    B. 脊柱    C. 胸部

  D. 前臂掌侧    E. 小腿内侧

7. 感冒病人兼见恶心呕吐，刮痧时可加刮

8. 脾虚证病人刮痧可刮拭

  A. 屏上切迹    B. 屏间切迹    C. 轮屏切迹

  D. 耳轮脚切迹    E. 轮垂切迹

9. 耳屏上缘与耳轮脚之间的凹陷是

10. 耳屏与对耳屏之间的凹陷处是

**X 型题**

1. 适宜间接刮痧疗法的是

A. 瘀证　　　B. 热证　　　C. 虚证　　　D. 体弱　　　E. 体瘦

2. 刮痧疗法的常用部位包括

A. 眉心　　　　　　　　B. 太阳穴　　　　　　　　C. 颈项部

D. 肋间隙　　　　　　　E. 背部脊柱旁两侧

3. 蜡疗法的适应证包括

A. 出血倾向　　　　　　B. 婴幼儿　　　　　　　　C. 胃炎

D. 胆囊炎　　　　　　　E. 慢性盆腔炎

4. 石蜡的作用主要包括

A. 温热作用　　　　　　B. 压缩作用　　　　　　　C. 滋补作用

D. 化学作用　　　　　　E. 美容

5. 耳穴的探查方法包括

A. 观察法　　　　　　　B. 按压法　　　　　　　　C. 电阻测定

D. 按摩法　　　　　　　E. 循经法

6. 耳穴处方配穴必须遵循的原则是

A. 根据脏腑功能取穴　　　　　　　B. 根据现代医学理论取穴

C. 根据疾病部位取穴　　　　　　　D. 经验穴

E. 循经取穴

**（二）名词解释**

1. 刮痧法

2. 蜡疗法

3. 耳穴压豆法

**（三）填空题**

1. 刮痧之后，通常实证、热证、_____出痧较多，虚证、寒证出痧少。

2. 蜡疗法的原理是利用加热的医用蜡贴敷于人体体表或某些穴位上，产生_____作用、_____作用和_____作用，而达到治疗疾病的目的。

3. 清洁石蜡的方法大致有_____、_____、_____ 3 种。

4. 耳穴在耳部的分布有一定的规律，像个_____，与躯干和下肢相应的穴位在_____和_____。

5. 耳穴压豆法常见的不良反应有_____、_____、磁珠过敏及疼痛等。

**（四）简答题**

1. 接受刮痧治疗的病人要注意什么？

2. 护士在进行蜡疗时应该注意哪些事项？

3. 病人在接受耳穴压豆时，护士应告知病人哪些注意事项？

**（五）病例分析题**

1. 病人，男，52 岁。因最近天气变化大，两天前着凉，出现恶寒无汗，鼻塞，流清涕，舌质淡苔薄，脉浮紧。病人听说刮痧治疗感冒效果好，无不良反应，故今天前往中医院特色门诊就诊。

（1）病人是否适合刮痧治疗？为什么？

（2）在刮痧过程中病人因较为紧张，而出现头晕，出虚汗的症状，请问病人此时出现了什么问题？应如何处置？

2. 病人，女，56 岁。患 2 型糖尿病 10 余年，近 2 年自觉双下肢足趾麻木、疼痛、感觉障碍，医院诊断为糖尿病合并中度周围神经病变。3 天前因劳累致症状加重，遵医嘱给予热蜡饼敷双三阴交穴，每周 3 次，连用 2 周。

（1）操作时病人要注意哪些事项？

（2）这项操作有何不良反应？

## 四、参 考 答 案

（一）选择题

**A₁型题**

1. C    2. E    3. D    4. D    5. E    6. E    7. E    8. B    9. C    10. B

11. C  12. E  13. D  14. C  15. C  16. E  17. C  18. D  19. C  20. D

**A₂型题**

1. B    2. A

**A₃型题**

1. E    2. A    3. C

**A₄型题**

1. C    2. C    3. D    4. C

**B₁型题**

1. C    2. E    3. C    4. E    5. D    6. C    7. C    8. E    9. A    10. B

**X型题**

1. CDE    2. ABCDE    3. CDE    4. ABDE    5. ABC

6. ABCD

（二）名词解释

1. 刮痧法：是用边缘钝滑的器具如铜钱、瓷匙、水牛角、檀香木板等，蘸上水或香油或润滑剂等介质，在人体某一部位的皮肤上进行刮磨，使局部皮肤出现痧斑或痧痕的一种外治法。

2. 蜡疗法：是指将医用蜡加热熔化后，涂抹贴敷于人体体表以治疗疾病的外治方法。

3. 耳穴压豆法：是通过选用质硬而光滑的小粒种子、磁珠或药丸等贴压、刺激耳穴，以治疗疾病的一种最常用的耳穴疗法。

（三）填空题

1. 血瘀证

2. 刺激、温热、柔和的机械压迫

3. 沉淀法、水煎清洁法、清洗过滤法

4. 倒置的胎儿，对耳轮，对耳轮上、下脚

5. 胶布变态反应、感染

（四）简答题

1. 答：病人过度饥饿、过饱、紧张不宜马上刮痧；学会自我观察，操作过程如感觉头晕、出冷汗、呕吐等，应立即与操作护士沟通停止刮痧；治疗期间，注意休息，并保持心情愉快；饮食宜清淡、易消化，忌生冷油腻之品；一般刮痧后不洗澡，尤其是不要洗凉水澡。对于病情偏重的病人，刮痧仅是辅助治疗，病人自己要积极配合其他治疗，以免延误病情。

2. 答：①如果用蜡饼外敷，注意安置病人于舒适、持久、不可变动的体位。②必须清洁石蜡，一般每周或每个月一次。小的熔蜡锅可每天或隔天一次清除锅底污物。③重复使用过的石蜡因时间长会变质、脆性增加，影响蜡疗的压缩作用，应加入 15%~25% 新石蜡，一般 1~3 个月加入一次，可重复使用不超过 5~7 次。创面溃疡和体腔用的石蜡不重复用。

3. 答：教会病人自我按压已贴的耳穴，最少每穴每次按 30 下，每天 3 次。嘱病人自我按压时持续

时间不能超过 1 分钟；告知病人自我按压的有效表现为局部酸、麻、胀、痛、灼热感等。对扭伤和肢体活动障碍的病人，嘱病人压耳时适当活动患部。告知病人如果贴耳穴部位出现发痒、发热，甚至疼痛，可能是胶布过敏，应及时与医护人员联系作相应处理。平时注意防水，胶布湿水后容易脱落，故贴压耳穴后洗澡时应避免弄湿胶布，不宜游泳。如对胶布过敏者，可用黏合纸代之。

（五）病例分析题

1. 答：(1) 适合刮痧治疗，因感冒为刮痧疗法的适应证，且病人无相关的禁忌证。

(2) 晕痧。处理措施有：迅速让病人平卧，让病人饮用温糖开水，迅速按压百会、人中、内关等穴。

2. 答：(1) 蜡饼外敷过程中，嘱咐病人不能随便自行变动体位，如有不适及时告诉护士处理；教会病人自我观察是否对蜡过敏，如见敷蜡部位瘙痒、红疹、水疱等，应立即通知护士停止蜡疗；注意安全，尤其是蜡屑掉在地面时，应及时通知相关人员清理。蜡敷后如有出汗，应及时补充水分，可喝一杯温开水。

(2) 皮肤变态反应，局部瘙痒、红疹、水疱等；烫伤，局部起水疱；外伤，蜡屑在地面容易引起病人摔伤；烧焦，蜡在加热过程中烧焦，可引起呛咳、呼吸困难等。

（郑方道）

# 第十章
# 刺灸法技能与配合护理

## 一、知识点导读

本章主要介绍各种刺法和灸法的基本知识与技能,通过本章的学习,要求了解三棱针法、埋线疗法的实施程序与护理;熟悉毫针刺法的行针手法、练针方法,毫针刺法、电针法、穴位注射法、皮肤针法的作用原理、适应证,各种灸法的作用原理及其适应证;掌握毫针刺法、电针法、穴位注射法、皮肤针法的概念、目的、禁忌证、实施程序和体位选择的原则,常见针刺意外的原因、临床表现、处理及预防方法,电针仪的使用方法,各种灸法的概念、禁忌证、实施程序及注意事项。

## 二、重点和难点

### (一)针刺法

1. **毫针刺法**　毫针刺法是通过一定的手法,用毫针刺激机体一定的部位,或深或浅,循经感传,激发经络气血,以调节脏腑整体功能的一种刺法。

(1)结构:毫针由针尖、针身、针根、针柄、针尾五个部分构成。

(2)进针的角度、深度及方法

1)进针的角度:一般分直刺、斜刺和平刺。

2)进针的深度:一般根据病人的体质、年龄、病情及针刺部位而定。针刺方向根据经脉循行方向、腧穴分布部位和所要求达到的组织结构等情况而定。

3)进针的方法:①单手进针法;②双手进针法:指切进针法(爪切进针法)、夹持进针法(骈指进针法)、提捏进针法、舒张进针法;③针管进针法。

(3)得气:是指将针刺入腧穴一定深度后施以行针手法,使针刺部位获得经气感应。

(4)行针:又称为运针,是指将针刺入腧穴后,为了使病人得气,调节针感以及进行补泻而施行的各种针刺手法。行针基本手法有提插法和捻转法;辅助手法有循法、弹法、刮法、摇法、飞法、震颤法。

(5)针刺补泻手法:可分为补法、泻法、平补平泻,主要有单式补泻法和复式补泻法。单式补泻法主要有提插补泻、捻转补泻、徐疾补泻、迎随补泻、呼吸补泻、开阖补泻法。

(6)适应证与禁忌证

1)适应证:适用于内、外、妇、儿、五官等各科病证,尤其是各种痛证。

2)禁忌证:①妇女怀孕3个月以内者,下腹部腧穴禁针;怀孕3个月以上者,腹部及腰骶部腧穴也不宜针刺;三阴交、合谷、昆仑、至阴等具有通经活血作用的腧穴,孕妇禁针;行经时,妇女若非调经需要,也应慎用;②小儿头部囟门未合时,其所在部位的腧穴不宜针刺;③皮肤有感染、溃疡、瘢痕或肿瘤的部位,不宜针刺;④常有自发性出血或损伤后出血不止的病人,不宜针刺;⑤病人在过于饥饿、疲劳,精神紧张时,不宜立即进行针刺。

（7）针刺体位选择：一般以施针者能正确取穴,操作方便,病人舒适能持久为原则；尽可能采用卧位。

（8）注意事项：严格执行无菌操作,掌握进针角度、深度、幅度和留针时间,出针时检查核对针数。过于饥饿,疲劳,精神过于紧张时,不宜立即进行针刺。针刺治疗结束后病人需休息片刻方可活动或离开。

（9）常见不良反应：针刺意外（晕针、滞针、弯针、断针、血肿、气胸）。

2. 电针法　电针法是将毫针刺入腧穴得气后,在针具上通以接近人体生物电的微量电流,利用针和电两种刺激相结合,以防治疾病的一种方法。

（1）适应证：基本与毫针刺法相同,如各种痛证、痹证、痿证；各脏器的功能失调；肌肉、韧带及关节的损伤性疾病；针刺麻醉。

（2）禁忌证：心脏病病人慎用,植入心脏起搏器者禁用；孕妇慎用；其余禁忌证同毫针刺法。

（3）波型应用：常见的波型有疏密波、断续波、连续波,连续波又可分为密波和疏波。

（4）注意事项：调节电流量时须慢慢由小到大,切勿突然增强,引起肌肉痉挛,造成弯针、折针意外；在接近延髓、脊髓部位使用电针时,电流量宜小；颈项、脊柱两侧及心前区部位,针刺通电时不能横跨加电,避免电流回路通过脊髓和心脏。如同时需要温针,应先使用电针再温针,避免针柄因烧熏氧化而不导电。余同毫针刺法。

（5）常见不良反应：针刺意外、用电意外。

3. 穴位注射法　穴位注射法包括穴位注入血液（自血疗法）、穴位注入药液（水针疗法）等。临床上穴位注入药液最常见,即在穴位中进行药物注射,通过针刺和药物渗透,将对穴位的刺激和药理作用结合在一起,充分发挥其综合效能,是对某些病证治疗有特效的注射方法。

（1）适应证：适应范围广,凡是针灸治疗的适应证大部分均可用此法,如痛证、支气管哮喘、痹证、痿证等。

（2）禁忌证：皮肤有感染、瘢痕或有肿瘤的部位禁用；有出血倾向及高度水肿者禁用；孕妇的下腹部、腰骶部和三阴交、合谷穴等,不宜用穴位注射法,以免引起流产；疲乏、饥饿或精神高度紧张者暂不宜进行该操作。

（3）常用药物及剂量

1）常用药物：根据药物的配伍禁忌及不同的病证,选用易于吸收,刺激性弱,可做肌内注射的药液。

2）用药剂量：应根据药物说明书规定的剂量、注射部位、药物性质及浓度而定。一般以穴位部位来分,耳穴 0.1ml,头面部 0.3~0.5ml,四肢部 1~2ml,胸背部 0.5~1ml,腰臀部 2~5ml 或 5%~10% 葡萄糖注射液 10~20ml。

（4）注意事项：严格执行无菌操作；推注药液时,注意根据疾病及病人体质调节推药速度；如所用药液较多时,可由深至浅,边推药液边退针,同时观察病情；年老、体弱者,选穴宜少,药液剂量应酌减；一般药液不宜注入关节腔、脊髓腔和血管内,且应注意避开神经干。

（5）常见不良反应：局部酸胀不适感、发生药物变态反应。

4. 皮肤针法　皮肤针法是指运用皮肤针叩刺人体一定部位或穴位,激发经络功能,调整脏腑气血,以达到防治疾病目的的方法。

（1）适应证：适用范围广,各种痛证；皮肤疾病,如顽癣、斑秃等；改善近视及小儿麻痹后遗症等。

（2）禁忌证：局部皮肤有溃疡、创伤、瘢痕及有出血倾向者禁用；急性传染性疾病和急腹症也不宜使用此法。

（3）皮肤针叩刺的强度、部位与疗程

1）叩刺的强度：分为轻、中、重刺激。轻刺激用力轻微，以皮肤仅见潮红、充血为度，适用于头面部、老弱病人、幼儿以及虚证、久病者；重刺激用力较大，以皮肤有明显潮红，并有微出血为度，适用于背部、臀部、压痛点，年轻、体壮病人，以及实证、新病病人；中刺激介于轻刺与重刺之间，以局部有较明显潮红，但不出血为度，为常用的刺激强度。

2）叩刺部位：可循经叩刺、穴位叩刺、局部叩刺。

3）叩刺疗程：一般每日或隔日1次，10次为1疗程，疗程间可间隔3~5天。

（4）注意事项：操作前需检查针具，针尖必须平齐、无钩、无锈、针柄与针尖连接处必须牢固。操作中注意叩刺动作要轻捷，用力要均匀，落针要稳、准、垂直而下、垂直而起，切忌慢、压、斜、拖、钩、挑等动作；注意保暖；观察病人面色、神情、是否有晕针先兆等情况。操作后应注意清洁、消毒局部皮肤，防止感染。

（5）常见不良反应：皮肤瘙痒。

5. 三棱针疗法　三棱针疗法是用三棱针或粗而尖锐的工具刺破穴位或浅表血络，放出少量的血液，以治疗疾病的一种方法，又称"刺血络""刺络""放血疗法"。

（1）适应证：凡各种实证、热证、瘀血、疼痛等均可应用。较常用于昏厥、高热、中暑、中风闭证、急性咽喉肿痛、目赤肿胀、顽癣、疔疮初起、扭挫伤、疳积、痔疾、久痹、头痛、丹毒、指（趾）麻木等。

（2）禁忌证

1）身体虚弱、气血两亏的虚证病人，如孕妇、产妇、年老体虚及贫血病人不宜使用。

2）伤后大出血、烈性传染病及严重心、肺、肾功能损害者禁刺。

3）重度下肢静脉曲张及伴有自发性出血性疾病者不宜使用。

4）在疲乏、饥饿或精神高度紧张时不宜针刺。

（3）常用的针刺方法：包括点刺法、散刺法、刺络法、挑刺法。

（4）注意事项：严格无菌技术操作。点刺、散刺时，手法宜轻、准、浅、快，切勿刺伤动脉，出血不宜过多，一般以数滴为宜。若不慎误伤，可用消毒棉球加压止血。严格掌握刺入深度。操作过程中应密切观察病人情况。操作后嘱病人休息半小时方可离开，短时间内一般不宜洗澡或者游泳，以防感染。

（5）常见不良反应：晕针、血肿。

6. 埋线疗法　埋线疗法是将羊肠线或生物蛋白线植入人体穴位内，利用线体对穴位的持续刺激作用，治疗疾病的一种临床技术。

（1）适应证：适应范围较广，尤其对慢性疾病及疑难病治疗效果独特，如哮喘、三叉神经痛、面肌痉挛、卒中后遗症、慢性肾炎、肥胖症、过敏性鼻炎等。

（2）禁忌证：皮肤局部有感染或有溃疡时不宜埋线；肺结核活动期、骨结核、严重心脏病或妊娠期等均不宜使用；头、眼部血运丰富，不宜使用；关节腔内不宜进行埋线，以免影响关节活动及引起关节腔内发生感染；严禁将羊肠线埋入血管内；凡禁针部位严禁使用本疗法；5岁以下儿童病人慎用。

（3）常用部位：多选用肌肉较丰满部位的穴位，以背腰部及腹部穴位最常用。

（4）种类：穿刺针埋线法（植线法）、三角针埋线法、切开埋线法。

（5）注意事项：按腧穴深浅和病人胖瘦选择进针的深浅，埋线应埋在皮下组织与肌肉之间，肌肉丰满的地方可埋在肌层，勿将线头留在体外；掌握深度，不要伤及内脏、大血管和神经干。术后1~7天内不要弄湿、污染伤口，以免造成感染；胸、背部埋线不宜过深，严防造成气胸；督脉穴位埋线，以不过脊髓硬膜为度；面部穴位埋线时，应注意避开面部的血管、神经，特别是危险三角区，不要损伤血管、神经；在额部穿刺时要浅刺，以防损伤骨膜。结扎时，肠线不宜拉得过紧。

（6）术后反应及护理：在1~5天内，局部可出现红、肿、痛、热等无菌性炎症反应，属于正常现象，无需处理。术后1~5天纱布敷盖伤口，待针口（伤口）愈合后方可除去；避免进食蛋类、咸水鱼、虾、螃蟹等易引起伤口化脓的发物；面部穴位埋线（结扎）病人宜进食软饭、稀饭、面条等，忌进食硬物等；注意休息。

（7）常见不良反应：伤口感染、埋线局部过敏、神经损伤等。

**（二）灸法**

1. 艾条灸　艾条灸（艾卷灸），即用桑皮纸包裹艾绒卷成圆筒形的艾卷（艾条），将其一端点燃，对准穴位或患处施灸的一种方法。

（1）分类：按操作方法分为悬起灸与实按灸。悬起灸根据操作方法又可分为温和灸、雀啄灸和回旋灸。

（2）适应证：艾条悬起灸适用于多种慢性病，如消化不良、贫血、低血压眩晕、失眠、肌肉劳损、关节痛和痛经、胎位不正等；实按灸适用于风寒湿痹、痿证和虚寒证等。

（3）禁忌证：凡属实热证、阴虚阳亢，如高血压、发热等均不宜施灸；头、颜面部，血管表浅部位，孕妇的腹部和腰骶部，有破溃或溃疡的皮肤局部不宜施灸；对于体质虚弱、空腹、极度疲劳和对灸法恐惧者，应慎施灸。

（4）施灸顺序：先后顺序是先灸上部，后灸下部，先灸阳部，后灸阴部。

（5）施灸的补泻方法：以火补者，毋吹其火，须自灭也。以火泻者，疾吹其火，传其艾，须其火灭也。

（6）注意事项：注意保暖，并认真观察病情变化及有无不适。施灸时取穴要准，灸穴不宜过多，热力应充足，火力要均匀。施灸过程中，严防烫伤，完毕必须将艾条彻底熄灭。施灸过程中勿随意更换体位，以防烫伤。灸后嘱病人休息片刻方可离开，注意保暖，半小时内勿洗浴。

（7）常见不良反应及处理：晕灸按晕针处理；皮肤出现水疱，按水疱无菌抽液处理；出现过敏，局部外涂抗过敏药膏；出现灸火伤阴之象及低热、疲倦、口干等，即停止艾灸，可用石斛泡水代茶；全身不适等即停止艾灸，按医嘱处理。

2. 艾炷灸　艾炷灸是指将纯净的艾绒用手指搓捏成圆锥体，直接或间接置于穴位上施灸的一种方法。

（1）分类：包括直接灸（瘢痕灸和无瘢痕灸）、间接灸（隔姜、蒜、盐灸等）。

（2）适应证：适用范围较广。直接灸有燃点比较集中的特点，而且热力较强，温经散寒的作用也较大，适用于一些慢性虚寒性疾病，如胃脘痛、风寒湿痹等。间接灸的隔姜灸在温中散寒、通经活络方面的功效显著，适用于虚寒性呕吐、痛经和多种慢性风湿性关节炎；隔蒜灸具有拔毒、消肿、止痛、活血化瘀的功效，适用于治疗早期肺结核、未化脓的疖肿和类风湿关节炎；隔盐灸具有温中散寒、扶阳固脱的功效，适用于虚脱和虚寒吐泻；隔附子饼灸有温肾补阳的作用，多用于治疗命门火衰而致的阳痿、早泄、遗精和疮疡久溃不敛的病证。

（3）禁忌证：同艾条灸。

（4）注意事项：在瘢痕灸施灸前，必须征得病人同意和协作；化脓期间，注意适当休息，加强营养，禁食辛辣、刺激食物及发物，保持局部清洁，并可用敷料保护灸疮，待其自然愈合。间接灸时，由于姜或蒜对皮肤的刺激容易起疱，需注意观察皮肤情况及询问病人感觉。注意防止烫伤。

（5）常见不良反应及处理：烫伤可外涂万花油或烫伤膏；局部感染可用湿敷。

3. 温针灸　温针灸是在针刺得气后，将毫针留在适当的深度，在针柄上穿置一段1~2cm的艾段施灸，通过针身将热力传入体内，使其发挥针和灸的作用，达到治疗目的的一种方法。

（1）适应证：风、寒、湿痹等经络闭塞不通的痛证；泄泻、慢性肠炎、胃痛、胃下垂、癃闭、遗精、阳痿、不孕症、小儿遗尿等病证。

（2）禁忌证：耳、眼、鼻部位不宜用此法。余同毫针刺法禁忌证及灸法禁忌证。

（3）注意事项：操作中护士应注意针柄上的艾段必须捻紧，防止艾灰脱落。嘱病人不要随便改变体位。嘱病人治疗过程中若出现头晕目眩、胸闷欲呕等症状立即告知医护人员。

（4）常见的不良反应：针刺意外、晕灸、皮肤水疱或过敏等，参照相应方法处理。

4. 雷火灸　雷火灸法是用中药粉末加上艾绒制成药艾条，施灸于穴位上的一种灸法。

（1）适应证：各种痛证、鼻炎、眼疾、耳鸣、耳聋、胸腹胀满、慢性胃肠病、减肥、妇科疾病等。

（2）禁忌证：青光眼、眼底出血、孕妇、心脏病、呼吸衰竭、哮喘及高血压并发症期间等禁灸。

（3）常用手法：雀啄法、小回旋法、螺旋形灸法、横行灸法、纵行灸法、斜向灸法、拉辣式灸法、摆阵法。

（4）注意事项：施灸时，火头应与皮肤保持用灸距离；随时注意病人神情、感觉，以施灸部位表面皮肤有温热感，无灼痛感为度；注意对病人其他暴露部位保暖。精神紧张、疲劳、饥饿的病人应暂缓施灸。治疗后半小时内勿洗浴。

（5）常见不良反应及处理：参照艾条灸。

5. 天灸疗法　天灸是指将一些对皮肤具有刺激性的药物，在"三伏""三九"天特定时令，敷贴于穴位或患处，使局部皮肤起疱或充血潮红的一种治疗方法。

（1）适应证：过敏性疾病，如过敏性鼻炎、哮喘；虚人感冒、慢性结肠炎、虚寒胃脘痛、慢性支气管炎等。

（2）禁忌证：实热证，阴虚发热，高血压，昏迷、消渴病人，皮肤溃疡、炎症、水疱处，孕妇禁用；颜面部，毛发多的部位，不宜贴药；皮肤过敏者慎用。

（3）注意事项：贴药后皮肤出现红晕，属正常现象，如贴药时间过长引起水疱，避免抓破感染，必要时搽烫伤软膏。治疗期间，禁食生冷寒凉辛辣之物、肥甘厚腻之品及发物。贴药后 2 小时内，贴药部位勿湿冷水，贴药当日用温水洗澡，忌受寒。

（4）常见不良反应及处理：局部皮肤出现严重红肿、疼痛，皮肤过敏，低热等，处理可用暴露疗法，保持干燥。大水疱可按无菌抽液处理并加压包扎；溃烂可湿敷。

# 三、习　　题

（一）选择题

A₁ 型题

1. 针身与针柄连接的部分称为
    A. 针根　　　　B. 针尖　　　　C. 针尾　　　　D. 针杆　　　　E. 针柄
2. 呼吸补泻中泻法的操作要点是
    A. 呼气时进针，呼气时出针　　　　　　　　B. 呼气时进针，吸气时出针
    C. 吸气时进针，呼气时出针　　　　　　　　D. 吸气时进针，吸气时出针
    E. 呼气时进针，吸气时捻转
3. 提捏进针法可用于
    A. 百会　　　　B. 太阳　　　　C. 头维　　　　D. 印堂　　　　E. 耳尖
4. 呼吸补泻法中补法的操作要点是
    A. 呼气时进针，吸气时出针　　　　　　　　B. 呼气时进针，吸气时提插
    C. 呼气时进针，吸气时捻转　　　　　　　　D. 呼气时提插，吸气时捻转
    E. 吸气时进针，呼气时出针
5. **不宜用**皮肤针疗法的病证是
    A. 痹证　　　　　　　　B. 牛皮癣　　　　　　　　C. 皮肤溃疡
    D. 斑秃　　　　　　　　E. 顽癣
6. 最早的针刺工具是
    A. 砭石　　　　B. 骨针　　　　C. 青铜针　　　　D. 金针　　　　E. 银针

7. 晕针处理方法**错误**的是
    A. 病人平卧,头部垫高
    B. 注意通风、保暖
    C. 予饮温开水或糖开水
    D. 可灸百会、关元、气海等穴
    E. 立即停止针刺

8. 可选择仰靠坐位的组穴是
    A. 大椎、风池、曲池、血海
    B. 印堂、风府、肺俞、足三里
    C. 素髎、迎香、膻中、足三里
    D. 人中、肾俞、委中、昆仑
    E. 定喘、肺俞、风门、肾俞

9. 若同时针刺中脘、合谷、足三里、三阴交四穴时,宜选用的体位是
    A. 伏卧位
    B. 仰卧位
    C. 俯伏坐位
    D. 侧伏坐位
    E. 侧卧位

10. 针刺皮肉浅薄部位的腧穴时,宜选用的进针方法是
    A. 指切进针法
    B. 夹持进针法
    C. 提捏进针法
    D. 舒张进针法
    E. 单手进针法

11. 提插补泻法中补法的操作要点是
    A. 重插轻提,幅度小,频率慢
    B. 重提轻插,幅度小,频率快
    C. 重提轻插,幅度大,频率快
    D. 重插轻提,幅度小,频率快
    E. 重提轻插,幅度大,频率慢

12. 捻转补泻法中泻法的操作要点是
    A. 捻转角度大,频率慢,用力轻
    B. 捻转角度大,频率快,用力重
    C. 捻转角度小,频率快,用力重
    D. 捻转角度小,频率慢,用力轻
    E. 捻转角度大,频率慢,用力重

13. 提插补泻法中泻法的操作要点是
    A. 轻插重提,幅度小,频率快
    B. 轻插重提,幅度大,频率快
    C. 轻插重提,幅度小,频率慢
    D. 重插轻提,幅度大,频率快
    E. 重插轻提,幅度小,频率快

14. 属于实按灸的是
    A. 太乙针灸
    B. 温和灸
    C. 雀啄灸
    D. 温针灸
    E. 化脓灸

15. 水针用于面部穴位注射的剂量为每穴
    A. 1~2ml
    B. 0.7~0.8ml
    C. 0.3~0.5ml
    D. 0.1~0.2ml
    E. 0.01~0.05ml

16. 艾炷灸中,"壮"是指
    A. 施灸的时间长短
    B. 施灸的艾炷大小
    C. 施灸的艾炷的数目
    D. 施灸的先后顺序
    E. 施灸的补泻方法

17. 瘢痕灸灸疮自行痊愈脱落的时间范围是灸后
    A. 1~2周    B. 3~4周    C. 5~6周    D. 7~8周    E. 9~10周

18. 治疗子宫脱垂,应选择的灸法是
    A. 隔姜灸    B. 隔蒜灸    C. 隔盐灸    D. 隔葱灸    E. 隔附子饼灸

19. 隔姜灸的作用是
    A. 清热解毒杀虫
    B. 温肾壮阳
    C. 益气培元、扶阳固脱
    D. 拔毒、发散、止痛
    E. 温胃止呕、散寒止痛

20. 治疗初起的肿疡,宜选用的间接灸是
    A. 隔姜灸　　　　　　　　　B. 隔蒜灸　　　　　　　　　C. 隔盐灸
    D. 隔附子饼灸　　　　　　　E. 回旋灸

21. 实施灸法操作前,对病人身体评估的内容**不包括**
    A. 了解病因、相关因素及既往史
    B. 了解病人用药史、治疗效果、有无药物依赖情况等
    C. 了解病人当前的主要症状、病情、有无感觉障碍及对热的耐受程度等
    D. 了解病人体内有无金属移植物
    E. 了解病人施灸部位的皮肤情况

22. 瘢痕灸施术后出现无菌性化脓现象的时间约是
    A. 1天　　　　B. 3天　　　　C. 7天　　　　D. 10天　　　　E. 14天

23. 实施温和灸时,艾条应距离皮肤
    A. 1~1.5cm　　　　　　　　B. 2~3cm　　　　　　　　　C. 4~5cm
    D. 6~7cm　　　　　　　　　E. 8~10cm

24. **不属于**艾炷灸的是
    A. 温和灸　　　　　　　　　B. 无瘢痕灸　　　　　　　　C. 隔蒜灸
    D. 瘢痕灸　　　　　　　　　E. 直接灸

25. 施行瘢痕灸时,所灸壮数是
    A. 2~3壮　　　　　　　　　B. 4~5壮　　　　　　　　　C. 7~9壮
    D. 10~11壮　　　　　　　　E. 12~15壮

26. 施行无瘢痕灸换炷再灸时,艾炷一般燃剩
    A. 1/3　　　　B. 1/2　　　　C. 2/5　　　　D. 2/3　　　　E. 3/4

27. 针刺适应证**不包括**
    A. 胃脘痛　　　　　　　　　B. 高度水肿者　　　　　　　C. 咽喉肿痛
    D. 痛经　　　　　　　　　　E. 痹证

28. 针刺意外致气胸时的表现**不包括**
    A. 胸闷、胸痛　　　　　　　B. 咳嗽　　　　　　　　　　C. 心悸
    D. 血压下降　　　　　　　　E. X线可见气管向患侧移位

29. 耳穴的水针注射剂量一般每穴为
    A. 0.5ml　　　B. 0.4ml　　　C. 0.3ml　　　D. 0.2ml　　　E. 0.1ml

30. 疮疡久溃不敛应选择的灸法是
    A. 隔姜灸　　　　　　　　　B. 隔蒜灸　　　　　　　　　C. 隔盐灸
    D. 隔附子饼灸　　　　　　　E. 神阙灸

31. 适宜进行穴位注射的部位是
    A. 关节腔　　　　　　　　　B. 脊髓腔　　　　　　　　　C. 血管腔
    D. 腰臀部　　　　　　　　　E. 神经干

32. 瘢痕灸的禁忌部位是
    A. 腰　　　　　　　　　　　B. 四肢　　　　　　　　　　C. 关节活动处
    D. 胸背　　　　　　　　　　E. 腹

33. 临床上施灸的顺序是
    A. 先下后上,先阴后阳　　　　　　　　　B. 先下后上,先阳后阴
    C. 先上后下,先阴后阳　　　　　　　　　D. 先上后下,先阳后阴

E. 先上后下,不分阴阳

34. 用隔盐灸治疗中风脱证,施灸时的壮数为
    A. 1~2 壮          B. 3~5 壮          C. 6~8 壮
    D. 8~10 壮          E. 连续施灸,不计壮数

35. 实施隔附子饼灸时,最佳的调和剂为
    A. 酒精     B. 麻油     C. 黄酒     D. 醋     E. 温水

36. 隔姜灸后局部皮肤最理想的表现是
    A. 皮肤出现水疱          B. 皮肤出现大片发红
    C. 皮肤如正常颜色          D. 皮肤出现红晕而不起疱
    E. 皮肤感觉温热,未见红晕

37. **不宜**用灸法的病证是
    A. 寒邪束表          B. 阳虚暴脱          C. 寒滞经络
    D. 阴虚发热          E. 瘀血阻滞

38. 小儿天灸时,药物贴敷的时间是
    A. 0.5 小时          B. 1~3 小时          C. 4~5 小时
    D. 6~8 小时          E. 9~10 小时

39. "自然灸"是指
    A. 直接灸     B. 间接灸     C. 艾条灸     D. 天灸     E. 灯草灸

40. 针刺意外发生气胸时,抢救处理措施**错误**的是
    A. 立即起针          B. 俯卧位休息          C. 给氧
    D. 胸腔减压          E. 镇咳、消炎

**A₂ 型题**

1. 病人,男,24 岁。恶寒发热 2 天,伴鼻塞、流涕,苔薄白,脉浮紧。针刺补泻手法适宜的是
    A. 进针慢而浅          B. 提插轻          C. 捻转幅度小
    D. 留针后不捻转          E. 出针时不按针孔

2. 病人,女,56 岁。眩晕,动则加剧,遇劳则发。神疲乏力,面色无华,唇甲淡白,舌质淡嫩苔薄白,脉细弱。针刺提插补泻手法适宜的是
    A. 先深后浅          B. 轻插重提          C. 提插幅度大
    D. 频率快          E. 操作时间短

3. 病人,女,28 岁,孕 10 周。牙龈红肿疼痛 3 天,伴有口渴、口臭、尿黄、便秘,舌苔黄腻。护理时**不宜**选择的腧穴是
    A. 内庭     B. 足三里     C. 颊车     D. 合谷     E. 下关

4. 病人,女,20 岁。对其行毫针刺法时,针身在体内捻转提插困难,病人主述局部疼痛难耐。其出现的情况可能是
    A. 晕针     B. 弯针     C. 滞针     D. 断针     E. 血肿

5. 病人,男,20 岁。运动后出现持续肌肉痉挛、疼痛,遵医嘱予以电针治疗,适合其的波型是
    A. 疏密波          B. 断续波          C. 密波
    D. 疏波          E. 低频连续波

6. 病人,女,30 岁。因肥胖在腹部实施埋线疗法以减肥,治疗后 3~4 天内出现局部红肿、疼痛加剧,并伴发热。其出现的情况可能是
    A. 正常反应          B. 过敏          C. 感染
    D. 感觉神经损伤          E. 运动感觉损伤

7. 病人,男,70 岁。施灸时病人突然出现头晕眼花、恶心、心慌出汗、面色苍白、脉细肢冷、血压降低。护理措施中**不正确**的是

    A. 立即停止施灸                        B. 将病人扶至空气流通处

    C. 轻者给饮温开水或糖水             D. 头高足低位

    E. 指掐或针刺人中、合谷

8. 病人,男,75 岁。畏寒肢冷、四肢不温、便溏薄、小便清长、脉沉微无力。给该病人实施隔物灸,最适宜的是

    A. 隔姜灸                     B. 隔盐灸                    C. 隔附子饼灸

    D. 隔蒜灸                     E. 神阙灸

### A₃ 型题

(1~3 题共用题干)

病人,男,35 岁。足背部红肿热痛,有波动感,无脓头,伴发热、大便秘结、小便短赤,舌红苔黄,脉洪数。

1. 对其实施灸法操作前,身体评估的内容**不包括**

    A. 核对医嘱,了解临床诊断、发病原因、相关因素及既往史

    B. 了解病人用药史、治疗效果、有无药物依赖情况等

    C. 了解病人当前的主要症状、病情、有无感觉障碍及对热的耐受程度等

    D. 了解病人体内有无金属移植物

    E. 了解病人施灸部位的皮肤情况

2. 宜选用的间接灸是

    A. 隔姜灸                     B. 隔蒜灸                    C. 隔盐灸

    D. 隔附子饼灸               E. 回旋灸

3. 根据病人情况,实施补泻方法正确的是

    A. 不吹其火,待艾炷徐徐燃尽自灭            B. 灸的时间较长

    C. 灸的壮数较多                    D. 灸毕用手按一会儿施灸穴位

    E. 促艾炷快燃,火力较猛

### A₄ 型题

(1~4 题共用题干)

病人,女,27 岁。恶寒发热 1 天,伴鼻塞、流涕、咳嗽,舌红苔薄黄,脉浮数。遵医嘱对其外关、曲池、合谷、尺泽行毫针刺法,病人为初次针刺。

1. 针刺前准备工作正确的是

    A. 消毒后的毫针可直接使用

    B. 为便于操作,操作者可直接接触针身

    C. 针刺体位只需病人舒适

    D. 针刺穴位处的皮肤可用 75% 酒精消毒

    E. 使用一次性针具不用检修

2. 最适宜的体位是

    A. 仰卧位                     B. 俯伏坐位                C. 俯卧位

    D. 侧卧位                     E. 仰靠坐位

3. 若病人处于早孕期,禁针的穴位是

    A. 外关         B. 曲池         C. 合谷         D. 尺泽         E. 足三里

4. 针刺得气的感觉**不包括**

A. 胀      B. 重      C. 痛      D. 麻      E. 酸

**B₁型题**

A. 侧卧位      B. 俯伏坐位      C. 俯卧位

D. 侧伏坐位      E. 仰靠坐位

1. 针刺双侧环跳时,体位宜为

2. 针刺双侧委中及昆仑穴时,体位宜为

3. 针刺左侧委中及左侧足三里时,体位宜为

4. 针刺天突时,体位宜为

A. 指切进针法      B. 夹持进针法      C. 提捏进针法

D. 舒张进针法      E. 单手进针法

5. 针刺印堂时宜选

6. 针刺中脘时宜选

7. 针刺环跳时宜选

A. 隔蒜灸      B. 隔姜灸      C. 隔盐灸

D. 细辛灸      E. 隔附子灸

8. 治疗疮疡久溃不敛宜选

9. 治疗未溃疮疡宜选

10. 治疗蛇蝎毒虫所伤宜选

A. 隔蒜灸      B. 非化脓灸      C. 化脓灸

D. 灯火灸      E. 隔附子灸

11. 治疗小儿疟腮宜选

12. 治疗阳痿常选

13. 治疗哮喘久疾宜选

A. 反刺      B. 旋刺      C. 点刺      D. 条刺      E. 隔刺

14. 皮肤针叩刺时,逆着经络血脉流注的方向进行,排列式弹刺,此叩刺形式为

15. 皮肤针叩刺时,沿着弹刺前进方向,顺着肌肤纹理由上往下,由内向外,按着直线向前叩打的方法为

16. 皮肤针叩刺时,沿着人体身躯和肢臂等进行旋周弹刺,此叩刺形式为

17. 皮肤针叩刺时,循着经脉流注和顺着肌肉纹理方向,进行间隔跳跃式弹刺,此叩刺形式为

18. 皮肤针叩刺时,在一个腧穴部位,反复由轻至重弹刺,至腧穴局部皮肤红晕,微出血为止,此叩刺形式为

**X型题**

1. 临床**不宜**立即进行针刺的情况是

A. 过于饥饿      B. 气虚血亏      C. 过度疲劳

D. 皮肤瘙痒      E. 胸胁疼痛

2. 妊娠期妇女禁止针刺的腧穴是

A. 大椎      B. 曲池      C. 三阴交      D. 足三里      E. 合谷

3. 宜选用浅刺的病证有

A. 里证      B. 阳证      C. 表证      D. 虚证      E. 实证

4. 针刺意外包括

A. 滞针      B. 弯针      C. 气胸      D. 断针      E. 晕针

5. 电针操作正确的是

A. 通电前各旋钮调零位

B. 手术中切皮镇痛用高频连续波

C. 接近脊髓部位,电流量宜小

D. 电流输出逐渐增大

E. 心脏区域不可左右跨接电极

6. 电针使用密波的作用是

A. 止痛      B. 镇静      C. 缓解肌肉痉挛

D. 提高神经兴奋      E. 缓解血管痉挛

7. 适宜进行穴位埋线的部位是

A. 骨骼      B. 骨骼与肌肉之间      C. 肌层

D. 肌肉与皮下组织之间      E. 关节腔

8. 预防滞针应注意

A. 避免留针时间延长      B. 消除病人紧张情绪

C. 不宜用强刺激手法      D. 禁止提插、捻转

E. 避免单向捻转

9. 对尿潴留的病人,在针刺小腹部腧穴时应注意

A. 针刺方向、角度      B. 针刺深度      C. 不可捻转

D. 不可提插      E. 不可留针

10. 捻转补泻法中泻法的操作要点是

A. 捻转角度大      B. 频率慢

C. 用力重      D. 操作时间长

E. 拇指向后,示指向前

11. 穴位埋线的正常术后反应是

A. 局部红肿热痛

B. 局部红肿、瘙痒、发热

C. 局部神经痛

D. 局部脂肪液化

E. 血象示白细胞总数及中性多核细胞计数增高

**(二) 名词解释**

1. 灸法

2. 毫针刺法

3. 皮肤针法

4. 温针灸

5. 天灸

6. 行针

7. 实按灸

8. 三棱针疗法

9. 埋线疗法

10. 晕灸

**(三) 填空题**

1. 艾炷灸可分为_____与_____。

2. 天灸贴穴多少应根据_____而定,一般可选_____穴,以_____为主。贴药时间,成人

_____分钟,小儿_____分钟。

3. 毫针由_____、_____、_____、_____、_____五个部分构成。

4. 毫针进针的角度一般分_____、_____和_____三种。

5. 行针基本手法有_____、_____两种,辅助手法有_____、_____、_____、_____、_____、_____。

6. 一般电针仪输出的常见波型有_____、_____、_____。

7. 以穴位部位来分,穴位注射药物剂量一般为耳穴_____ml;头面部_____ml;四肢部_____ml;胸背部_____ml;腰臀部_____ml。

8. 三棱针的针刺方法一般分为_____、_____、_____、_____。

9. 悬起灸根据操作方法又可分为_____、_____、_____。

10. 隔盐灸只用于_____,他处禁用,故又称"_____"。

## (四)简答题

1. 在临床操作中,如何预防晕针的发生?

2. 发生晕针后,如何正确施护?

3. 病人针刺后,行针时出现针下异常紧涩,行针困难,应如何处理?

4. 发生弯针常见的原因有哪些?

5. 针刺后出现弯针,应如何处理?

6. 行毫针刺法时的注意事项有哪些?

## (五)病例分析题

1. 病人,男,25岁。主诉左上肢疼痛3天。病人因3天前跌伤,致左上肢扭伤,局部疼痛、青紫肿胀,胃纳可,睡眠差,二便调。

(1)若遵医嘱给病人实施电针治疗,应注意评估哪些内容?

(2)根据病人病情,应选择何种波型进行治疗?

2. 患儿,女,5岁。患儿患"喘息性支气管炎"多年,每遇气候转变便复发。其家属接受医生建议选择天灸疗法。在其接受第二次天灸时局部皮肤出现1个0.5cm×0.5cm的水疱。其家属和患儿均表现极其紧张。如果您是执行护士:

(1)您如何对家属和患儿解释其现象?

(2)应如何处理局部水疱?

(3)患儿回家后饮食上应注意什么?

3. 病人,女,25岁。病人主诉左上肢疼痛3天。病人因3天前跌伤致左上肢扭伤,局部疼痛、青紫肿胀,胃纳可,眠差,二便调。遵医嘱给予实施电针治疗。加电5分钟后病人突然出现头晕,面色苍白,心慌,出冷汗,恶心欲吐,脉沉细。查体:血压100/70mmHg。

(1)初步判断病人发生了什么异常情况?

(2)护士该如何处理?

(3)为什么会发生上述情况?

(4)该如何尽量避免上述情况发生?

4. 病人,女,22岁。因"发热2天"就诊。其诉2天前因受凉致恶寒发热,鼻塞身痛。现仍发热,体温38.8℃,鼻塞咽痛,咽充血(+)。门诊诊治后,医嘱:柴胡注射液2ml行双曲池穴穴位注射。

(1)操作前护士需要评估什么?

(2)除了评估,操作前护士需要做哪些准备?

(3)执行该操作时护士要注意什么?

# 四、参考答案

## （一）选择题

### A₁型题

1. A　　2. C　　3. D　　4. A　　5. C　　6. A　　7. A　　8. C　　9. B　　10. C
11. A　　12. B　　13. B　　14. A　　15. C　　16. C　　17. B　　18. C　　19. E　　20. B
21. B　　22. C　　23. B　　24. A　　25. C　　26. C　　27. B　　28. E　　29. E　　30. D
31. D　　32. C　　33. D　　34. E　　35. C　　36. C　　37. D　　38. A　　39. D　　40. B

### A₂型题

1. E　　2. E　　3. D　　4. C　　5. C　　6. C　　7. D　　8. C

### A₃型题

1. B　　2. B　　3. E

### A₄型题

1. D　　2. A　　3. C　　4. C

### B₁型题

1. C　　2. C　　3. A　　4. E　　5. C　　6. D　　7. B　　8. E　　9. A　　10. A
11. E　　12. E　　13. C　　14. A　　15. D　　16. B　　17. E　　18. C

### X型题

1. AC　　　　2. CE　　　　　3. BCD　　　　4. ABCDE　　　5. ABCDE
6. ABCE　　　7. CD　　　　　8. ABE　　　　9. AB　　　　　10. ACDE
11. AE

## （二）名词解释

1. 灸法：是利用燃烧某些材料产生的温热，或利用某些材料直接与皮肤接触来刺激身体的一定部位（穴位），从而预防或治疗疾病的一种治疗方法。

2. 毫针刺法：是通过一定的手法，用毫针刺激机体一定的部位，或深或浅，循经感传，激发经络气血，以调节脏腑整体功能的一种刺法。

3. 皮肤针法：是指运用皮肤针叩刺人体一定部位或穴位，激发经络功能，调整脏腑气血，以达到防治疾病目的的方法。

4. 温针灸：是在针刺得气以后，将毫针留在适当的深度，在针柄上穿置一段 1~2cm 的艾段施灸，通过针身将热力传入体内，使其发挥针和灸的作用，达到治疗目的的一种方法。

5. 天灸：是指将一些对皮肤具有刺激性的药物，敷贴于穴位或患处，使局部皮肤起疱或充血潮红的一种治疗方法。

6. 行针：是指将针刺入腧穴后，为了使病人得气，调节针感以及进行补泻而施行的各种针刺手法。

7. 实按灸：施灸时将点燃的艾条隔布或棉纸数层实按在穴位上，使热气透入皮肉，火灭热减后重新点火按灸，或以布 6~7 层包裹艾火熨于穴位，称为实按灸。

8. 三棱针疗法：是用三棱针或粗而尖锐的工具刺破穴位或浅表血络，放出少量的血液，以治疗疾病的一种方法。

9. 埋线疗法：是将羊肠线或生物蛋白线植入人体穴位内，利用线体对穴位的持续刺激作用，治疗疾病的一种临床技术。

10. 晕灸：是指施灸病人突然出现头晕眼花、恶心、心慌出汗、面色苍白、脉细肢冷、血压降低，甚至晕厥等症状。

（三）填空题

1. 直接灸、间接灸

2. 病情、4~6、背俞穴、40~60、20~30

3. 针尖、针身、针根、针柄、针尾

4. 直刺、斜刺、平刺

5. 提插法、捻转法、循法、弹法、刮法、摇法、飞法、震颤法

6. 疏密波、断续波、连续波

7. 0.1、0.3~0.5、1~2、0.5~1、2~5

8. 点刺法、散刺法、刺络法、挑刺法

9. 温和灸、雀啄灸、回旋灸

10. 脐窝（神阙穴）、神阙灸

（四）简答题

1. 答：①解释到位，解除恐惧心理。②正确选取舒适持久的体位（尽可能采用卧位）。③选穴宜少，手法要轻。④对劳累、饥饿等的病人，应嘱其休息，进食、饮水后，再予针刺。⑤针刺过程中，随时观察病人的神态，询问针后情况，若有晕针先兆，需及早采取处理措施。⑥注意室内空气流通，消除过热、过冷等因素。

2. 答：①立即停止针刺，将已刺之针迅速取出。②让病人平卧，头部放低，松开衣带。③注意保暖，给予温开水或糖水饮之，轻者静卧片刻，即可恢复。④未能缓解者，用指掐或针刺急救穴，如人中、内关、足三里、涌泉等，也可灸百会、气海、关元、神阙等。⑤晕针缓解后，仍需适当休息。⑥症状严重者配合医生抢救。

3. 答：嘱病人消除紧张，使局部肌肉放松；或延长留针时间。操作者用手指在邻近部位揉按。或弹动针柄。或在附近再刺一针，以宣散气血、缓解痉挛。若因单向捻针而致者，需反向将针捻回。

4. 答：操作者进针手法不熟练，用力过猛过快，或针下碰到坚硬组织；或因病人体位不适，在留针时改变了体位；或因针柄受外力碰击；或因滞针处理不当。

5. 答：出现弯针后，不得再进行提插、捻转等手法。如轻度弯曲，可按一般拔针法，将针慢慢退出。若针身弯曲较大，应注意弯曲的方向，顺着弯针的方向将针退出。如弯曲不止一处，须视针柄扭转倾斜的方向，逐渐分段退出，切勿急拔猛抽，以防断针。如病人体位改变，则应嘱病人恢复原来体位，使局部肌肉放松，再行退针。

6. 答：①病人在饥饿、疲劳、精神高度紧张、汗出过多、出血后不宜针刺，孕妇慎用针刺。②针刺时尽量取卧位，进针后盖好衣被，必要时使用支被架，以防压弯针柄。③针刺时应严格无菌操作，一穴一针，以防止交叉感染。④局部皮肤有瘢痕、肿瘤、感染、溃疡及出血性疾病者不宜针刺。⑤针刺过程中应随时观察病人有无全身不良反应。⑥出针时检查核对针数，以防遗漏。并应注意有无晕针延迟反应现象。

（五）病例分析题

1. 答：（1）若遵医嘱给病人实施电针治疗，应注意评估要点：了解既往史、当前主要症状、发病部位及相关因素；了解病人的年龄、体质、文化层次，当前精神状态、心理状态及合作程度；对操作的认知情况；检查局部皮肤状况等。

（2）根据病人病情，应疏密波或连续波中的高频连续波进行治疗。

2. 答：（1）天灸是指将一些对皮肤具有刺激性的药物，在"三伏""三九"天特定时令，敷贴于穴位或患处，使局部皮肤起疱或充血潮红的一种治疗方法，又称"发泡灸"。贴药后皮肤出现红晕、发疱属正常现象。

（2）不可自行刺破，以防感染。常规消毒局部，用无菌注射器在水疱下方抽出液体，用酒精消毒

穿刺点,盖上无菌纱布,一般隔日更换敷料,严格无菌操作,注意保持局部清洁、干燥,预防感染。

(3) 禁食生冷寒凉辛辣之物、肥甘厚腻之品及发物,如牛肉、烧鹅、虾、花生、芋头、韭菜等。

3. 答:(1) 晕针。

(2) 立即停止针刺,将针全部起出,让病人平卧,注意保暖。轻者给饮温开水或糖水,静卧片刻即可恢复;重者在上述处理的基础上,指掐或针刺人中、合谷、内关、足三里或灸百会、气海、关元。若仍不缓解,应配合其他治疗及抢救措施。

(3) 可能的原因:病人精神紧张,素体虚弱,或疲劳、饥饿等。体位选择不当,操作者手法过重,刺激量过大。治疗室空气不流通,闷热,或室温太低、寒冷。

(4) ①解释到位,解除恐惧心理;②正确选取舒适持久的体位(尽可能采用卧位);③选穴宜少,手法要轻;④对劳累、饥饿等的病人,应嘱其休息,进食、饮水后,再予针刺;⑤针刺过程中,随时观察病人的神态,询问针后情况,若有晕针先兆,需及早采取处理措施;⑥注意室内空气流通,消除过热、过冷等因素。

4. 答:(1) ①核对并了解病人既往史、当前主要症状、发病部位及过敏史、有无穴位注射禁忌证等相关因素;②了解病人年龄、体质、文化层次,当前精神状态、心理状态和合作程度;③评估环境是否光线充足、清洁、温湿度适宜,符合无菌操作的要求。

(2) ①向病人解释操作目的、主要步骤、配合要点以及相关事项,如可先排空大小便、在治疗过程中勿改变体位等;②说明所用药剂的作用及可能产生的副作用,以取得病人和(或)家属对执行该操作的知情同意;③检查局部皮肤状况,将病人安置于安全持久舒适体位;④对初次接受水针治疗的病人,告知会有酸、胀、麻、重感觉或轻微触电的感觉;⑤必要时做好遮挡及保暖工作;⑥用物准备:无菌盘、皮肤消毒液、无菌棉签、无菌注射器、长针头、污物盒及医疗垃圾收集盒;⑦操作者保持仪表整洁,洗手,戴口罩。

(3) ①病人过于饥饿、疲劳、精神过于紧张时,不宜立即进行该操作;②严格执行无菌操作;③注射时注意避开神经干,避免注入关节腔、血管内;④推注药液时,可用较强刺激,推液可快,同时观察病情;⑤治疗结束后病人需休息片刻方可活动或离开。注射后次日观察针孔是否有紫斑,如果针孔均有紫斑,且直径大于 1cm 应及时回医院复查。

(施珍妮)

# 第十一章
# 自我调养保健基本技能

## 一、知识点导读

本章主要介绍养生保健的基本技能。通过本章的学习,学会从整体观念出发,从局部保健入手,即根据个人的具体情况,科学地进行某个特定部位的自我保健,从而达到防病、祛病、健康长寿的目的。

## 二、重点和难点

**(一)头面五官保健**

1. 颜面养护

(1)**科学洗面**:洗面用水的水质、水温、次数都应符合人体生理特点。

(2)**按摩养颜**:清晨起床用左右手摩擦耳朵,然后轻轻牵拉耳朵;再用手指摩擦头皮,梳理头发;最后把双手摩热,以热手擦面。

(3)**饮食养颜**:适当增加一些润肤养颜类的保健食物,如甲鱼、牛乳、枸杞子、莲藕、胡萝卜、蜂蜜等。此外,还可进食一些药膳,如冰糖燕窝粥,苡仁茯苓粥等。

(4)**怡情养颜**:日常生活中要保持平和的心态、乐观的情绪、豁达的胸怀,有助于气血调和,脏腑功能平衡协调,容颜红润亮丽。

(5)**艾灸养颜**:通过对局部皮肤或穴位的刺激,调整各脏腑组织功能,促进气血运行,抵御外邪入侵,达到养护皮肤,延缓衰老的目的。

2. 口腔保健

(1)**固齿保健**:包括早晚刷牙,口宜勤漱,齿宜常叩,搓唇按摩,正确咀嚼,药食护齿。

(2)**漱津咽唾法**:是古代非常倡导的一种强身方法,古人称其为"赤龙搅天池"。

3. 耳部保健

(1)**按摩健耳**:包括按摩耳根,按摩耳郭,摇拉两耳,弹击两耳,鸣天鼓。

(2)**耳勿极听**:若长期处于有噪声的环境中,可采取措施控制环境中的噪声,如在噪声大的环境中有意识地张开口,以利进入耳道的声波能较快扩散。

(3)**药食护耳**:适当食用一些富含维生素 A、维生素 D 和钙、锌、镁的食物,如南瓜、胡萝卜、牛乳、核桃等。此外,还可进食一些药膳,如千金润耳汤。

4. 眼睛保健

(1)**闭目养神**:摒除杂念,全身自然放松,闭目静坐 5~10 分钟。

(2)**运目保健**:包括运目和远眺。

(3)**按摩健目**:包括摩掌熨目,捏按眼眦,点按穴位。

（4）药食养目：可适当食用一些养肝明目食物，如新鲜的蔬菜、水果、动物的肝脏、瘦肉等。同时，还可配合药膳，如杞实粥。

5. 鼻部保健

（1）冷水浴鼻：提倡一年四季冷水洗鼻，尤其是早晨洗脸时，用冷水或生理盐水清洗鼻腔。

（2）按摩健鼻：包括拉鼻，擦鼻，刮鼻，按摩印堂和迎香。

（3）通利鼻窍：鼻窍阻塞者，可用热毛巾热敷鼻部或蒸汽熏蒸等。

（4）纠正不良习惯：不可吞咽鼻涕、挖鼻孔、拔鼻毛或剪鼻毛。

6. 头部保健

（1）头部保健操：拍头运动，转头运动，梳头栉发。

（2）按摩健脑：包括按摩头皮，揉按穴位。

（3）药食养脑：通过饮食摄取足够和特定的营养来改善大脑的营养状况，如蛋类、鱼类、大豆、坚果类食物等。此外，还可进食一些药膳，如山莲葡萄粥。

（4）药枕健脑：将中药装入枕芯中，利用睡眠时头部的温度，使药物的有效成分散发出来，以达到清心明目、健脑安神、调和阴阳的养生目的。

（二）四肢保健

1. 上肢保健

（1）甩动上肢：双手轻握拳，由前而后，甩动上肢，先向左侧甩动，再向右侧甩动，然后两肢垂于身体两侧甩动，各 24 次。可预防肩、肘、腕关节疾病，还可调节气血，防治高血压。

（2）上肢按摩：双手合掌互相摩擦至热，一手掌面放在另一手五指背面，从指端至手腕来往摩擦，以局部有热感为度，双手交替。本法柔润健手，防治冻疮。

2. 下肢保健

（1）足部保健

1）宜保暖：脚部保暖对预防感冒、鼻炎、哮喘、心绞痛等有一定的作用。

2）勤泡洗：经常用温水洗脚，能刺激足部穴位，增强血液运行，调整脏腑，疏通经络，安神定志，从而达到强身健体、祛病除邪的目的。

（2）下肢按摩

1）摩涌泉法：每晚洗脚后临睡之前，一手握脚趾，另一手摩擦足底"涌泉穴"30~60 次，以热为度，两脚轮流摩擦，此法能促进肾脏健康，起到补肾、疏肝明目等保健作用。

2）按摩足部：作为日常保健，可在每个反射区按摩 2~3 分钟，先左脚后右脚，每次按摩半小时左右。按摩的力度顺序为轻—重—轻，以能忍受为限。按摩中如发现有异常的酸、胀、刺、麻、痛的感觉，或皮肤有结节状、条索状、沙粒状等印迹出现时，说明其对应部位可能有功能性疾病，需要重点按摩。

（三）胸腰腹保健

1. 胸部保健

（1）乳房按摩：坐位或仰卧位，用左手掌在胸部从左上向右下推摩，右手从右上向左下推摩，双手交叉进行，推摩 30 次。然后，两只手同时揉乳房正反方向各 30 圈，再左右与上下各揉按 30 次。

（2）拍胸部：用虚掌或空拳轻轻拍击胸部。可增强心肺功能和促使痰液的排出，用以防治呼吸和循环系统疾病。

（3）推胸胁：用一手的手掌平放在同侧胸部的乳头上方，斜行向下推抹，途经前胸正中两乳头之间，推向对侧的胁肋部。具有宽胸理气、止咳化痰、平喘降逆、舒肝利胆、消食散瘀等作用。

2. 腰部保健

（1）腰部按摩：搓热双手掌，以两手掌面紧贴腰部脊柱两旁，直线往返摩擦腰部两侧，1 上 1 下为 1 次，连做 108 次，使腰部有热感。每天摩擦腰部，具有行气活血、温经散寒、壮腰益肾等作用。

（2）揉命门穴：右手或左手握拳，以示指掌指关节突起部（拳尖）置于命门穴上，先顺时针方向压揉 9 次，再逆时针方向压揉 9 次，如此重复操作 36 次，意守命门穴。每天按揉此穴，具有温肾阳、强腰脊等作用。

（3）叩击腰骶：手握虚拳，以拳有节奏地叩击腰部脊柱两侧到骶部，左右皆叩击 36 次。意守腰骶部，并意想腰骶部放松。每天叩击腰骶，具有活血通络、强筋健骨等作用。

3. 腹部保健　自我按摩：搓热双手掌，然后双手相重叠，置于腹部，用掌心绕脐沿逆时针方向由小到大转摩 36 圈，再逆时钟方向由大到小绕脐摩 36 圈。可健脾胃、助消化，并有安眠和防治胃肠疾病的作用。病人饭前饭后 1 小时内和酒醉后不宜按摩治疗。

## 三、习　　题

（一）选择题

**A₁ 型题**

1. 具有润肤养颜功效的药膳是
   A. 蜜蒸百合　　　　　　　B. 冰糖燕窝粥　　　　　　C. 薄荷粥
   D. 乌梅粥　　　　　　　　E. 杏仁粥

2. 关于固齿保健的方法，**错误**的是
   A. 刷牙时应顺牙缝方向横刷，先里后外，力量适度
   B. 提倡"早晚刷牙，饭后漱口"
   C. 齿宜常叩
   D. 不宜单侧牙齿咀嚼食物
   E. 搓唇按摩

3. 叩齿方法**错误**的是
   A. 每日早晚各一次
   B. 摒除杂念、全身放松
   C. 口唇轻闭，上下牙齿相互叩击
   D. 先叩白齿，次叩门牙，再错牙叩犬齿部位
   E. 叩齿时要用力，保证所有的牙都要接触

4. 具有滋阴养肾、荣润耳窍功效的药膳是
   A. 薏苡仁粥　　　　　　　B. 鲤鱼赤小豆汤　　　　　C. 杞实粥
   D. 苏子麻仁粥　　　　　　E. 千金润耳汤

5. 人的双脚温度为（　　），感觉最舒服
   A. 14~16℃　　　　　　　B. 18~20℃　　　　　　　C. 22~24℃
   D. 26~27℃　　　　　　　E. 28~33℃

6. 胸部按摩的作用是
   A. 促进气血运行，增强心肺功能　　　　B. 行气活血，壮腰益肾
   C. 活血通络，强筋健骨　　　　　　　　D. 增强体质及防病能力
   E. 清热凉血，清利头目

7. 关于上肢保健，说法**错误**的是
   A. 甩动上肢，有舒展筋骨关节、疏通经络气血、强健上肢的作用
   B. 甩动上肢，可预防肩、肘、腕关节疾病，还可调节气血，防治高血压
   C. 上肢按摩，不可防治冻疮

D. 上肢按摩,可促进肌肤的血液循环,增进新陈代谢及营养的吸收

E. 上肢按摩,时间可安排在晚上睡前和早晨醒后

8. 关于下肢保健,说法**错误**的是

A. 足部不适是人体早衰和发生病变的一个征象

B. 足部保暖对预防感冒、鼻炎、哮喘、心绞痛等有一定的作用

C. 足宜勤泡洗,经常用温水洗脚,能刺激足部穴位

D. 摩涌泉不能使老人增强体质及防病能力

E. 下肢按摩可起到舒筋活络,协调脏腑功能,平衡阴阳,解除疲劳的作用

### A₂ 型题

某病人因长期工作压力大,出现失眠、记忆力减退 1 年余,在自我保健方面可采取

A. 耳部保健      B. 眼部保健      C. 四肢保健

D. 头部保健      E. 胸部保健

### A₃ 型题

(1~2 题共用题干)

病人,男,18 岁,学生。高三备战高考,学习紧张,近期出现记忆力减退,睡眠欠佳。

1. 护理上需采用

A. 健脑宁神      B. 强身健体      C. 解除疲劳

D. 振奋阳气      E. 壮腰益肾

2. 药食养脑方面,可选择的药膳是

A. 冰糖燕窝粥      B. 千金润耳汤      C. 山莲葡萄粥

D. 杞实粥      E. 乌梅粥

### A₄ 型题

(1~3 题共用题干)

病人,女,28 岁。刷牙出血 1 个月余。病人 1 个月多前刷牙出血,量不多,可自行止住,漱口可止,偶有咬硬物出血,无明显口臭,牙齿无明显疼痛、松动等。

1. 为病人进行口腔保健指导时,方法**错误**的是

A. 早晚刷牙      B. 口宜勤漱      C. 正确咀嚼

D. 搓唇按摩      E. 用力叩齿

2. "食毕当漱口数过……",关于漱口用水种类,**不可采用**的是

A. 茶漱      B. 盐水漱      C. 中药煎水含漱

D. 白酒漱      E. 水漱

3. 若病人妊娠期出现牙齿不坚、腰膝酸软,护理时可指导病人进食的药膳是

A. 千金润耳汤      B. 杜仲杞鹑汤      C. 鲤鱼赤小豆汤

D. 乌梅粥      E. 杞实粥

### B₁ 型题

A.《黄帝内经》      B.《抱朴子》      C.《圣济总录》

D.《云笈七签》      E.《千金翼方》

1. "清晨叩齿三百过者,永不动摇"出自于

2. 彭祖浴面法出自于

3. "摩手熨目"载于

### X 型题

1. 关于腰部保健,说法正确的是

A. 揉按命门穴,以拳有节奏地叩击腰部脊柱两侧到骶部

B. 每天按揉命门穴,具有温肾阳、强腰脊等作用

C. 每天叩击腰骶,具有活血通络、强筋健骨等作用

D. 每天摩擦腰部,具有行气活血、温经散寒、壮腰益肾等作用

E. 腰部按摩,搓热双手掌,以两手掌面紧贴腰部脊柱两旁,直线往返摩擦腰部两侧,使腰部有热感

2. 关于四季洗脚的歌谣,正确的是

A. 春天洗脚,升阳固脱    B. 夏天洗脚,肺润肠濡    C. 秋天洗脚,暑湿可祛

D. 冬天洗脚,丹田温灼    E. 睡前洗脚,睡眠香甜

**(二)名词解释**

保健

**(三)填空题**

1.《云笈七签》载:"世人奉养,往往倒置,_____,去齿间所积,牙亦坚固。"

2. _____被古人称之为"金津玉液"。

3. 洗面的水质宜选用_____的软水。

**(四)简答题**

1. 简述颜面养护的具体做法。

2. 简述乳房按摩的具体方法。

**(五)病例分析题**

病人,女,35岁,某电视台编导。因近期工作繁忙,经常熬夜加班,最近出现两目干涩、视物模糊等症。

(1)如何指导病人进行眼部保健?

(2)按摩健目的方法有哪些?

# 四、参考答案

**(一)选择题**

**A₁ 型题**

1. B    2. A    3. E    4. E    5. E    6. A    7. C    8. D

**A₂ 型题**

D

**A₃ 型题**

1. A    2. C

**A₄ 型题**

1. E    2. D    3. B

**B₁ 型题**

1. B    2. E    3. C

**X 型题**

1. BCDE    2. ADE

**(二)名词解释**

保健:即是保护健康,亦指为保护和增进人体健康、防治疾病所采取的综合性措施。

（三）填空题

1. 早漱口不如将卧而漱

2. 唾液

3. 含矿物质较少

（四）简答题

1. 答:科学洗面:洗面宜用含矿物质较少的软水;洗面的水温宜因人而异;每日至少早、晚两次。按摩养颜:清晨起床用左右手摩擦耳朵,然后轻轻牵拉耳朵;再用手指摩擦头皮,梳理头发;最后把双手摩热,以热手擦面,从上向下 14 次。饮食养颜:适当增加一些润肤养颜类的保健食物,如甲鱼、牛乳、蜂蜜等。怡情养颜:保持平和的心态,乐观的情绪,豁达的胸怀。艾灸养颜:刺激局部皮肤或穴位的,调整各脏腑组织功能,促进气血运行。

2. 答:乳房按摩时,取坐位或仰卧位,用左手掌在胸部从左上向右下推摩,右手从右上向左下推摩,双手交叉进行,推摩 30 次。然后,两只手同时揉乳房正反方向各 30 圈,再左右与上下各揉按 30 次。女性还可做抓拿乳房保健:两小臂交叉,右手扶左侧乳房,左手扶右侧乳房,然后用手指抓拿乳房,一抓一放为 1 次,可连续做 30 次。

（五）病例分析题

答:(1) 指导病人进行眼部保健的方法有:①闭目养神,即在工作时间里,每隔一段时间,摒除杂念,全身自然放松,闭目静坐 5~10 分钟;②运目或远眺远处景物;③按摩眼部;④平时多食用养肝明目食物。

(2) 按摩健目的方法有:①摩掌熨目,具体做法是:双手掌面摩擦至热,在睁目时,两手掌分别按在两目上,使其热气煦熨两目珠,稍冷再摩再熨,如此反复 3~5 遍,每日可做数次;②捏按眼眦,屏气后用手捏按两目之四角,直至微感憋气时即可换气结束,连续作 3~5 遍,每日可做多次;③点按穴位,用双手示指的指腹或拇指关节背侧点按丝竹空、鱼腰,或攒竹、四白、太阳等穴,手法由轻到重,直至有明显的酸胀感为度,然后再轻揉抚摩几次。

（吉　思）